독일 국립 암센터 연구경험을 토대로 최옥병 박사가 제안하는

암을 이겨내는 지혜
&
암 정복 성공비결 10 가지

독일 이학 박사 · 생의학 전공 **최옥병** 지음

건강신문사

저자 활동 내용

· 1995년 7월 : 국제 암치료 학술 심포지움 서울개최 주관, 독일 4곳 의과대학 암전문병원장 초청
                내용 : 독일의 생의학적 암치료현황 및 그 세부적 임상결과 발표
· 1996년 5월 : 국제 암치료 학술세미나 개최주관, 독일 Biomed 암전문병원장과 Oeschelbronn 암전문병원장초청
                내용 : 생약학적 암환자면역활성제제의 임상결과 및 천연물의 암괴사물질발견에 관한 연구발표
· 1997년 8월 : 국제 아로마학술세미나 개최주관, 독일 아로마연구재단 회장초청
                내용: 아로마 및 피토메디신의 임상의학적 연구결과 발표
· 1998년 7월 : 한.독 대체의학적 암치료 학술세미나 개최주관, 독일 Biomed 암전문병원장 초청,
                내용 : 독일보완의학과 특정 생약추출물의 암치료 효과에 관한 임상적 연구결과 발표
· 1999년 7월 : 기독의사협회주관 독일 대체의학과 보완의학의 암치료에 적용되는 임상실제에 관한 현황에 대한 특강실시
· 2000년 5월 : 통합 암 연구회 주관 암환자의 영양치료 및 면역치료의 중요성과 선진국들의 임상결과들에 관한 학술발표
· 2001년 9월 : 대한 약사회 주관 암환자에게 약사의 역할 및 기능에 관한 특별강의 실시
· 2002년 7월 : 호서대학교 생의학연구소 주관 토종의학적 암치료 프로그램 개발에 관한 특별강의 실시

차례

서문 / 12

1부. 암(癌)환자의 면역과 특수영양관리의 중요성 / 15

- 우리나라엔 기적의 암 치료제도 많고, 암을 완치시키는 사람도 많다는데 / 18
- 어떤 사람들이 특히 위험한가? / 20
- 신경, 호르몬, 면역 기능에 따라 암환자와 건강인에게 있어 커다란 차이를 나타낸다 / 24
- 암세포가 잘 자라도록 도와주는 물질들과 요인 / 25
- 12가지 암 초기 증세 / 26
- 암 환자가 생명을 잃게 되는 원인 / 27
- 암 환자는 암으로 인해 극심한 근육소실과 체중감소 현상(Tumor-Kahexie)이 두드러지게 나타난다 / 28
- 암 환자의 특수 영양관리 필요성 / 29
- 암은 생각 보다 초기에 전이되는 특성이 있어 치료 후 곧바로 면역력을 높여 더 이상 재발과 전이를 막아야 한다 / 30
- 성인암 대부분은 항암제나 방사선 치료만으로 100% 암세포를 제거 시킨다는 것은 불가능하다 / 31
- 암 발생은 인체가 산성화로 치우칠 때 시작된다 / 33
- 발암 물질들과 발병원인 / 35
- 암을 유발시키는 것 들은? / 36
- 암 세포성장에 불을 붙이는 물질들은? / 37
- 인체의 면역기능을 떨어뜨려 각종 성인 질환들을 유발시키는 라디칼 물질들 / 38
- 암이 저절로 완치되어진 환자들의 의학적 보고 / 39

- 특정한 비타민류는 암 발생을 예방 하는 효과들이 있다고 알려져 있다 / 40
- 대표적 암세포성장 억제 및 차단 물질들 / 41
- 암 종류별 성장 촉진 물질과 억제 물질들 / 42
- 특수 영양요법은 기존 암 치료 효과를 높여 준다 / 43
- 암을 이겨내는 면역력을 키우는데 비타민, 미네랄, 기타 면역활성물질들이 반드시 필요하다 / 44
- 암 환자에게 전문적인 영양사후관리는 생명연장에 큰 차이를 보인다 / 45
- 악성 성격을 갖고 있는 암세포를 영양요법으로 무기력화 시킨다 / 46
- 암세포의 혈관생성을 영양요법으로 막아준다 / 47
- 재발방지를 위해서도 영양요법은 반드시 필요하다 / 47
- 암 전이억제를 위해 영양요법은 꼭 필요하다 / 48
- 암 환자의 면역기능을 약화시키는 원인과 물질들 / 48
- 암세포를 공격하는 주요 면역 세포들 / 49
- 면역기능과 암 재발 및 악화 상관관계 / 50
- 암 환자의 금지 식품과 허용식품 / 51
- 암 환자의 건강한 식생활 규칙 / 57
- 암환자 일일 식사 시간표 / 58
- 한스 니퍼 박사의 유전적 자가 보상 치료가 암치료에 핵심적 열쇠이다 / 59
- 항산화 비타민 섭취량 부족 " 유방암 부른다" / 60
- 현대인들의 식생활이 문제다 / 61
- 미국, 선진국 국민들이 즐겨먹는 음식 / 62
- 현대인들이 과다하게 섭취하는 것들 / 62
- 암 환자들의 전형적인 이전 식생활 형태 / 62
- 입원 환자들의 영양상태가 매우 불량 하다 / 63

- 암 환자들에겐 암 환자 특성에 맞는 영양공급이 필요하다 / 63
- 암 환자들에게 잦은 금식, 단식은 절대 금물이다 / 64
- 특정 영양소들은 암 환자 식이요법에 반드시 필요하다 / 64
- 암 환자는 일반적 식생활 방식만으로는 부족하다 / 65
- 영양관리와 영양치료는 내용이 다르다 / 67
- 암 환자에게는 치료보다 삶의 질이 더 중요하다 / 68

2부. Q & A – 암 무엇이든지 물어보세요 / 73

- 암은 어떤 것인가? / 75
- 암조기 진단은 필요한가요? / 76
- 소아 백혈병이란? / 77
- 소아백혈병 치료는? / 77
- 골수이식 치료(KMT) 란? / 78
- 알코올과 간암 발생 어떤 관계인가? / 78
- 암치료 후 재발에 대한 걱정이 크다. 어떻게 해야 하나? / 80
- 어머니가 유방암에 걸려 나도 걸릴까 걱정이 많은데? / 80
- 자궁경부암 조기발견은 어떻게 하나? / 81
- 햄오컬트테스트(haemoccult- test)란? / 82
- 암은 옮는가? / 82
- 암 환자 치료에 온열요법은 도움이 되는가? / 82
- 온열요법 치료는 어떻게 암세포를 죽게 하는가? / 83
- 어떤 온열요법 치료 방식들이 있는가? / 84
- 암 환자들에게 산소치료는 효과가 있는가? / 84
- 석면은 왜 위험한 물질인가? / 85
- 자동차 매연이 암을 유발시키는가? / 85

· 직장암, 대장암 어떤 것인가? / 86
· CT 검사란? / 87
· 방광암 치료에 BCG 치료제는 효과적인가? / 88
· 방광암 치료에 또 다른 치료제는 어떤 것 들이 있는가? / 88
· Biopsie(조직생검)란? / 89
· 혈액(blood)이란? / 89
· 유방암 발병원인은? / 90
· 항암제 치료는 어떤 것인가? / 91
· 항암제 치료는 어떻게 하는가? / 91
· 항암제 어떤 부작용들이 나타나는가? / 92
· 어떤 암들이 항암에 치료로 효과가 좋은가? / 92
· 항암제 치료를 할 것인가 말것인가? / 93
· 고농도 항암제 치료는 어떤 것인가? / 93
· 다이옥신(Dioxin)이란? / 94
· 유해한 전자파들이 암을 유발시키는가? / 94
· 암환자의 영양치료가 중요한가? / 95
· 암 환자들에게 생식은 도움이 되는가? / 96
· 식품 속의 농약 잔류 성분들이 암을 유발시키는가? / 96
· 암환자는 왜 체중이 빠지나? / 97
· 항암제 치료나 방사선 치료 후 왜 입맛이 없고 체중이 빠지나? / 97
· 항암제나 방사선 치료를 받은 환자는 왜 특별히 영양에
  신경 써야 하나? / 98
· 암 치료에 호르몬 요법이란? / 99
· 암 환자의 호르몬 치료는 어떤 부작용이 있는가? / 99
· 호르몬 치료는 효과적인가? / 100
· 암 환자의 면역강화는 왜 필요한가? / 100
· 면역강화는 어떻게 할 수 있는가? / 101

- 면역 기능 강화용 특수영양성분은 어떤 것 들일까? / 101
- 잘못된 영양은 어떤 암 발생을 촉진시키는가? / 102
- 폐암은 어떻게 발생되는가? / 102
- 암이 전이 된다는 것은 무엇을 말하는가? / 103
- 겨우살이(미스텔)가 암 치료에 효과가 있는가? / 103
- 어떤 경우에 겨우살이 치료 제를 사용하는가? / 104
- 겨우살이 치료제는 어떤 부작용이 있나? / 104
- 겨우살이 어떤 성분들이 효과적일까? / 104
- 약용 식물체 속의 특정 성분들은 면역력 강화에 효과가 있는가? / 105
- 피임약 복용은 암을 유발시키는가? / 105
- 전립선은 어떤 것인가? / 106
- 전립선 암은 어떤 것 인가? / 106
- 암 발생과 심리 상태는 연관성이 있는가? / 107
- 흡연은 어떤 암을 유발하는가? / 107
- 암을 유발시키는 물질은 어떻게 분류하는가? / 108
- 암은 통증이 왜 심할까? / 108
- 통증 치료 및 관리는 어떻게 해야 하나? / 109
- 방사선 치료는 어떤 것 인가? / 109
- 종양 표식 인자(Tumor- Marker)란 무엇인가? / 110
- 중요한 표식 인자는 어떤 것들이 있는가? / 110
- 항암제 치료 약물이 또 다른 암을 유발시키는가? / 111
- 상황버섯이 암 치료에 효과가 있는가? / 111
- 운지, 표고, 영지 버섯은 암 치료효과가 있는가? / 112
- 아가리쿠스 버섯은 암 치료에 도움이 되는가? / 112
- 레트릴(비타민 B-17)은 암 치료에 효과적인가? / 113
- 인삼은 암 환자에게 좋은가? / 113

- 게르마늄이 암 치료에 효과적인가? / *114*
- 주목나무가 암치료에 효과적인가? / *114*
- 느릅 나무가 암 치료에 효과적인가? / *115*
- 개고기는 암 환자에게 좋은 식품인가? / *115*
- 장어, 잉어 메기 등 민물고기는 암 환자에게 좋은가? / *116*
- 설탕과 소금은 암 환자에게 어떤가? / *117*
- 요쿠르트는 암환자에게 좋은 식품인가? / *117*
- 청국장과 된장은 암 환자에게 좋은 식품인가? / *118*
- 녹용은 암 환자에게 좋은가? / *118*
- 커피 관장은 암 환자들에게 유익한가? / *118*
- 암 발생과 영양관계, 왜 중요한가? / *119*
- 단백질 섭취 어떤 것들이 암 환자에게 중요한가? / *120*
- 쑥 뜸은 암 환자에게 유익한가? / *121*
- 가시오가피는 암 환자에게 좋은가? / *121*
- 해산물은 암 환자에게 좋은가? / *122*

3부. 암 환자를 위한 전문 정보 센터의 중요성 / *123*

- 현재 암질병현황 / *125*
- 암정보센타 왜 필요한가 / *126*
- 과연 암은 치료되어 질 수 없는 영원한 타부인가 / *126*
- 암 정보센타 어떤 일을 하는가? / *128*
- 독일 암정보 센타 정보 수집망 / *131*
- 닥터씨- 생명과학회안내 / *132*

인용문헌(Reference) / *134*

서문

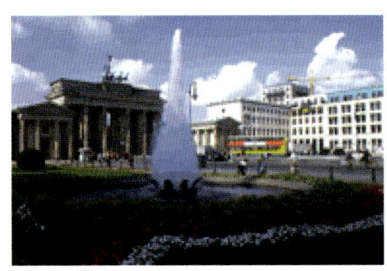

1985년 본인이 독일 유학을 시작하면서 우연히 다니고 있던 학과 암 유전학 연구소에 조교 아르바이트를 하면서 암을 치료하는 약물 연구에 관심을 갖기 시작한 것이 계기가 되어 학부 주전공부터 석사·박사 과정까지 독일내 최고를 자랑하는 생의학 연구소에서 14년 동안 암을 공부하게 되었다.

독일 국립 암연구센타는 세계적인 암 연구 중심 센타로서 다양한 분야에서 암의 발생과 진행 및 치료 메커니즘을 3000명이 넘는 최고의 석학들이 모여 하나 둘씩 밝혀 내고 있으며 특히, 푸라이부르크 생물의학적 암센타에서는 그곳 막스플랑크연구소와 함께 천연물을 이용한 암 환자의 영양과 면역 치료 부분에 세계적인 권위를 자랑하는 곳이며, 본인은 그 곳에서 연구과정을 통해 많은 것들을 습득 할 수 있었다.

독일 암 환자들은 어떻게 치료를 받고 어떻게 사후 관리를 하는가?

한가지만 꼽는다면 현대의학적 치료방식은 우리와 크게 다를 것이 없으나 그곳 암 치료 프로그램은 몸을 살리며 개개인의 특성에 맞게 암을 치료한다는 것이 우리와 가장 다른 점이라 할 수 있다.

즉, 암 치료에 암 환자의 영양과 면역기능을 살려가며 치료 한다는 것이다.

6년 전 국내 유명 암 센타에서 완전히 포기 했던 한 목사님 사모(전이된 유방암 말기)가 독일에 가서 지금까지도 건강하게 살아 계신 것은 분명 우리가 대수롭지 않게 생각했던 영양치료와 다양한 면역치료 덕택이라 할 수 있을 것이다.

국내에 귀국해 뜻 있는 의사들과 암 환자 돕기 운동을 한동안 활동해 오면서 많은 사실들을 접 할 수 있었다. 우리나라처럼 암을 완치시키는 사람들도 많고 완치시키는 요법도 다양한 나라가 없다.

검증되지 않은 다양한 기법들이 수많은 암 환자들과 그 가족들을 혼란에 빠뜨리는 경우들이 너무도 많다. 이런 혼란스런 비과학적 요법들로 인해 가장 안타까운 것은 중요한 의학적 치료 시기를 무시하거나 놓치고 있다는 사실이다.

암 환자에게 가장 중요한 것은 가장 의학적이고 과학적으로 입증된 방법을 택하는 것이다. 암 치료에 현대의학을 절대로 무시해서는 안 된다는 사실이다. 현대의학적 치료 후에 사후 관리는 물질대사를 감안한 암환자 특수 영양과 면역강화요법을 통해 가장 커다란 도움을 받을 수 있는 것이다. 이런 사후 관리에(암 재발과 전이억제, 치료 후 유증 극복) 과학적이고 체계적인 영양치료와 면역강화 요법을 시행하는 것이 현대의학적 치료 못지않게 매우 중요한 의미를 갖고있음을 독일인들은 오래 전부터 알고 시행해 오고있다.

오늘날 대부분의 성인병들은 잘못된 음식물섭취에서 비롯되는 물질대사기능장애로 야기되어진다. 이러한 잘못된 물질대사는 알러지질환, 위장질환, 당뇨, 고혈압, 중풍등 다양한 성인병들을 유발시키고 최종적으로는 암과 같은 만성질환으로 연결되어지므로 평상시 좋은 물질섭취가 매우 중요하고 잘못된 물질섭취로 만들어진 병체질을 다시 건강하게 되돌리기 위해서는 과학적으로 입증된 생리정상화 및 활성물질투여가 체계적으로 이루어 져야 할것이다.

이 책에서는 그 동안 각종 물질대사 질환에 적용되는 영양치료와 면역치료에 수많은 연구 논문들을 통해 효과적으로 밝혀진 내용 중 일부를 소개하고 있다.

이책을 통해 각종 성인질환, 암 환자 및 가족들, 그리고 암 발생을 걱정하는 사람들에게 조금이나마 도움이 되길 진심으로 바랍니다.

2002년 12월
최 옥 병

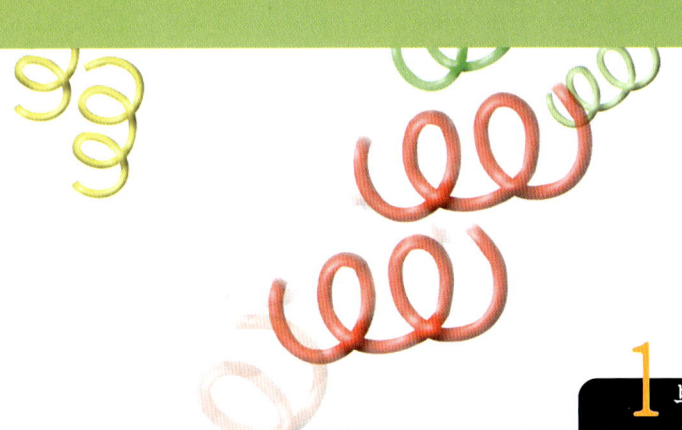

1부

암(癌)환자의 면역과
특수영양관리의 중요성

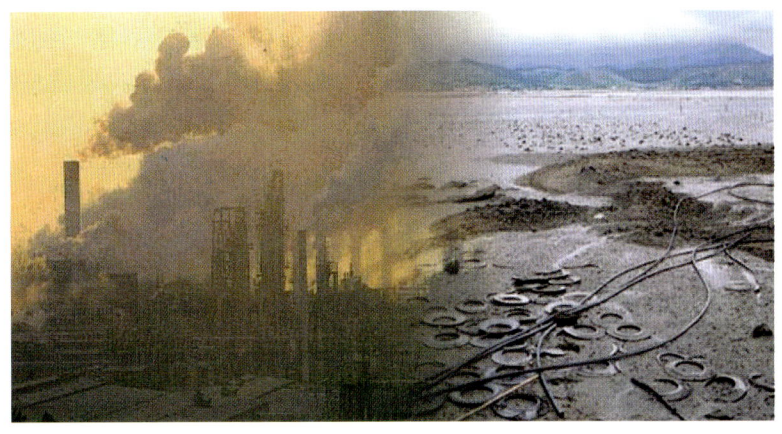

급속한 산업화와 복잡한 생활구조, 심각한 환경오염으로 각종 성인병 및 암 환자가 폭발적으로 증가되고 있지만 현대의학적 치료 방법인 수술, 방사선, 화학 항암 요법은 전체 암의 90%이상을 차지하고있는 성인 상피암들의 경우 그 치료효과가 매우 미미하다고 세계 암 학회에서는 밝히고 있다. (Klaschka, F. : Neue Perspektiven in der Tumor-Therapy, Forum Medizin Verlag, Graefelfing, 1996)

중요한 사실은 이들 방법으로 암세포를 90% 이상 제거 시켰어도 이후 환자의 영양과 면역기능이 받쳐주지 못하면 거의 대부분의 환자들이 짧은 시간 내에 재발 또는 전이 되어지거나 또는 치료이전보다 몸의 기능이나 건강상태가 오히려 더 악화되어 상당히 고생하는 경우가 많다. (Schulenburg, J. M., Uber, A. : The cost of cancer to society, The Medicine Group USA, Yardley, 1995)

따라서 암 환자들의 경우 아까운 생명을 잃는 가장 큰 원인이 영양결핍으로 인한 면역기능침체로(약 55%이상) 밝혀진 만큼, 단순한 기적의 치료제나 보충식 영양관리가 아닌 독일이나 선진국처럼 과학적이고 체계적인 특수영양치료 및 총체적 면역기능관리가 무엇보다 중요하다 하겠다. (Grenz, M. :Ernaehrung und Krebs, Erfahrungsheilkunde, 1994)

◆ 다음으로는 암 환자나 그 가족들이 꼭 알고있어야 할 내용들을 간략하게 소개하고자 한다.

▣ 우리나라엔 기적의 암 치료제도 많고, 암을 완치시키는 사람도 많다는데

(Schulenburg, J. M., Uber, A. : The cost of cancer to society, The Medicine Group USA, Yardley, 1995)

암 환자들을 위한 세미나교육이나 모임등에 가게 되면 어떤 약재를 먹었더니 누구는 암이 나았고 어떤 버섯을, 어떤 식품과 물질을, 또 어떤 주사를 맞았더니 감쪽같이 암이 없어졌다는 등 별의별 소문들이 난무하다. 현재까지 기존의학적 치료방법을 제외하고는 그 어떠한 식품도 실험실에서는 몰라도 인체에서 커가는 암을 기적적으로 낫게 해주는 것은 극히 드물다.

대부분 이러한 방법 및 제제들은 암에 관한 올바른 전문 지식인들이 아닌 비전문가들에 의해 상당히 왜곡되거나 과장되어 환자들에게 알려진 것들이 대부분이라고 할 수 있다.

1부. 암(癌)환자의 면역과 특수영양관리의 중요성

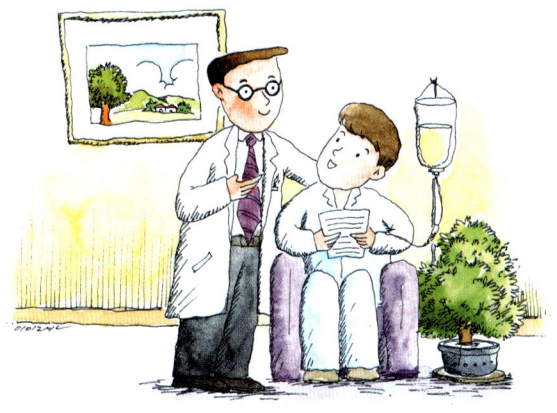

특히 현대의학에서 인정되어지지 않는 어떤 특정한 제제 한가지로 암이 완치되어진다는 애기들은 암 환자들 및 그 가족들에게 중요한 치료시기를 놓치게 하거나 후에 큰 실망과 허탈감만을 안겨주게 된다.

전 세계적으로 암만을 연구하는 전문 박사들이 300만 명이 넘는다. 미국이나 유럽 같은 선진국에서는 우리나라 전체 예산보다도 훨씬 많은 비용들을 암 연구에 쏟아 붓고 있는 실정이고 그럼에도 지금까지 암을 기적적으로 낫게 하는 약물개발에 어려움을 겪고 있는데 하물며 우리나라처럼 기적의 암 치료제도 많고 암을 낫게 하는 사람들도 소문도 많다는 것은 암 환자나 그 가족들이 다시 한번 신중히 생각해 보아야 할 시기인 것 같다.

암이라는 질환은 대표적인 물질대사 질환인 만큼 암 환자의 물질대사기능을 정상화 시키지 못하면 그 어떤 치료도 큰 효과를 거둘 수가 없다는 것이다.

암 환자들이 생명을 잃는 가장 큰 원인이(55%이상) 영양결핍으로 인한 면역기능 저하 때문인 것으로 밝혀진 만큼 암 환자에게 있어 단순한 기적의 치료제나 보충식 영양관리가 아닌 독일처럼 과학적이고 체계적인 특수영양치료 및 총체적 면역기능관리가 무엇보다 중요하다 하겠다.

■ 어떤 사람들이 특히 위험한가?

(Neumayer / Halbig, Das Krebs-handbuch, 1995)

건강을 해치는 자세와 습관들에 의해 체력은 계속적으로 자극이 누적되고 불필요한 체내 물질들이 몸 안에서 분비되어짐에 따라 체내의 기능에 점차 조금씩 이상 증세가 나타나는데, 이처럼 잘못된 증세들을 방관하거나 무시해 버리고, 무기력하고 장님이 되어버린 백혈구 저항 세포들을 그대로 방치해 둘 때 비로소 암과 같은 질병의 형태로 터져 나오게 된다.

오늘날 의학적인 측면에서 밝혀진 질병의 종류는 근 3만여 가지가 되는데 그 중 2만여 가지는 거의 치료할 수 없는 것이고 1만여 가지가 매우 부분적으로 치료가 가능하다고 하는데 우리 체내 질병의 거의 대부분은 면역 세포들의 기능과 거의 직접적인 관계가 있다고 한다. 또한 나쁜 자세와 습관이 오래 지속되어 질수록 질병으로 나타날 가능성은 점점 커지기 마련이다.

특히 암에 걸릴 확률이 높은 사람들을 보면,

집안에 부모가 암이 발생된 경우,발암 물질을 취급하는 작업장 근무자, 쓰레기 소각장, 오염물질 접촉이 많은 경우, 자동차 매연 및 아스팔트 먼지, 우란탄광 근무자, 목재소 근무자, 석면 작업장 근로자, 술집 근무자, 줄담배를 피우는 사람, 오래도록 장염으로 고생하는 사람, B형 간염을 앓았던 사람, 위경련, 위궤양, 만성위통, 만성소화불량, 만성변비로 고생하는 사람, 만성 스트레스에 시달리는 사람들, 면역기능이 약하거나 면역 억제제 복용자, 수면제 상시 복용자, 문란한 성관계가 잦은 사람들, 장기간 피임을 한 경우, 비만한 사람들, 무리한 다이어트를 반복하는 경우, 자궁이나 유방에 친성 종양이 생겼던 사람, 만성 해소 기침을 하는 사람, 그리고 지나친 일광욕을 하는 사람들은 특히 암에 걸릴 위험률이 일반적으로 매우 높다고 할 수 있다.

이처럼 위험 군에 속하는 사람은 평상시 반드시 영양 및 면역강화 프로그램을 세워 실천해 나아가는 것이 암을 예방할 수 있는 확실한 방법이라고 전문가들은 주장하고 있다. (Doll, R., Peto, R. : The causes of cancer ; quantitative estimates of avoidable risk of cancer in the USA. J Natl Cancer Inst, 1991)

1) 암 발생 1차 위험경고

- 나쁜 습관, 스트레스, 체내질병 등등이 시간적으로 한정되어 있지 않고 정상궤도로 돌아오지 못하고 만성화되어질 때
- 어떤 업무 및 업적이 이루어지지 않고 장기간 계속 연장되어질 때

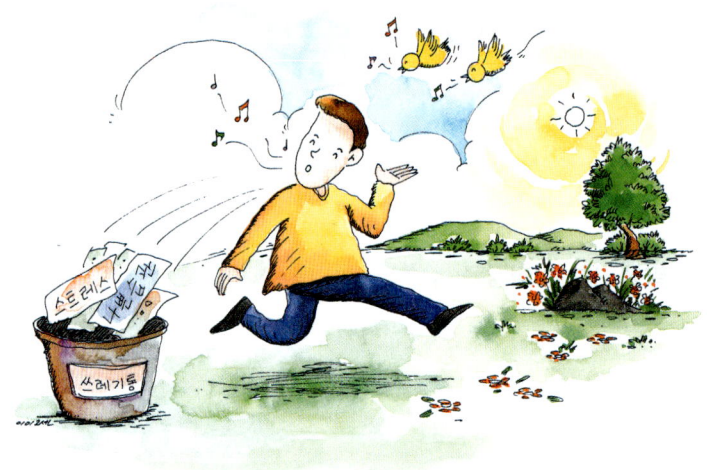

- 나쁜 습관이 만성화되어 자신의 건강을 위해서 과감히 변화시켜야 할 상황에 변화를 못시키는 경우

  예) 기침, 코감기로 고생하면서 계속 담배를 피운다든가 할 때, 또한 문란한 성 관계 습성에 젖어 스스로 몸의 균형과 체력을 마음대로 소비할 때, 어떤 분노, 화가 난 것을 혼자 속으로 꾹꾹 누르고 참으며 쉽게 해결 짓지 못할 경우

- 화가 났거나, 적대감, 흥분, 긴장, 위급한 상황 등을 내성적인 성격 탓으로 전혀 내색치 않고 남과도 그것에 대해 대화를 원치 않는 습관
- 생활에 변화가 없이 늘 피곤해 보이거나 남과 부딪힐 줄도 모르고 과묵하기만 한 경우
- 자신의 문제를 타협할 줄 모르고 대화를 싫어하는 습관, 그러다

가 갑자기 배우자, 부모 등 그 동안의 자신의 모든 것을 의지해 왔던 사람을 잃을 경우
- 갑자기 가족 중에 누군가 아픈 경우, 혹은 직장을 실직했거나 어떤 사고가 생겼을 경우, 이 어려운 상황에 균형을 유지시켜 나갈 수 있는 사람들과의 관계가 잘 형성되어 있지 않은 경우

2) 암 발생 2차 위험경고
- 나쁜 습관으로부터 단 하루도 변화되지(해방되지) 못하는 만성타입. 즉, 아침에 눈을 뜨자마자 담배부터 찾고, 수면제나 안정제 없이는 잠을 못 자거나 만성 변비로 꼭 변비 약을 상비해야 하는 등의 경우
- 인체부위에 만성적인 통증(편두통, 신경통, 근육통), 위경련, 지속적인 긴장들이 늘 몸에서 떠나지 않고 늘 면역저항체계가 그로 인해 약화되어 있는 경우
- 참여의식의 결여, 정력과 성취의 기쁨 없이 매일같이 지속되는 피곤하고 지루한 생활의 연속
- 인체 내에 어떤 고질병으로 스스로 더 이상 어떻게 할 수 없다고 포기한 경우

▣ 신경, 호르몬, 면역 기능은 암환자와 건강인에게 있어 커다란 차이를 나타낸다.

(Savino, W., Dardenne, M. : Immune-Neuro-Endocrine interactions, Immunol Today, 1995)

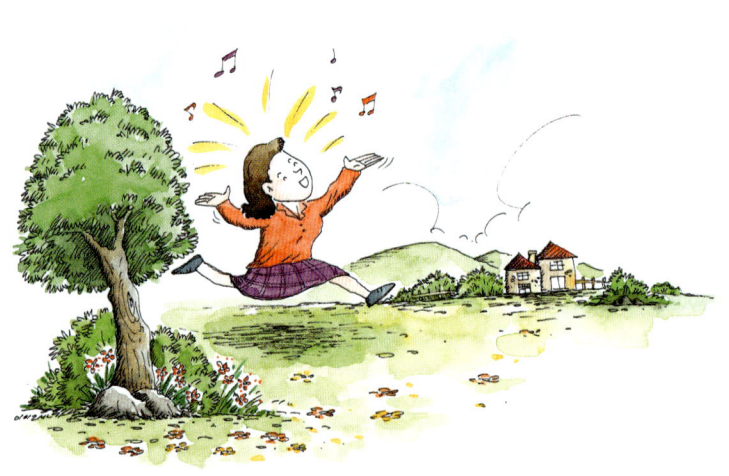

건강인	암 환자
- 쉽게 스트레스 해결	- 만성적 스트레스
- 자신감 왕성	- 독립심 결여
- 일에 집중력 활발	- 만사 의욕저하, 의타심 강함
- 개성이 강함	- 자신감 결여

건강인	암 환자
- 성취욕 왕성	- 남을 배려하는 마음결여
- 애정 왕성	- 온종일 집안에만 거주
- 대화 활동적	- 조그만 일에도 큰 충격 받음
- 두려움, 공포증이 없음	- 의심이 많음
- 신앙적 심취도 강함	- 편식을 좋아함
- 건강한 식생활	- 남들과 어울리는 것을 싫어함
- 외부적 활동성 강함	- 매사 짜증과 신경질
- 믿음과 신뢰성 견고	- 몸 안에 독소 다량함유
- 중금속 및 독소 신속 배출	

■ 암세포가 잘 자라도록 도와주는 물질들과 요인

(Daunderer, Klinische Umwelttoxikologie fuer die Praxis, 1990)

- 폐렴잔재
- 항생제
- 소염제
- 산업공해물질
- 자동차매연가스
- 중금속
- 만성적 감기 몸살
- 집안의 모든 화공, 화학물질
- 만성 스트레스
- 예방 접종 잔여물
- 진통제
- 치주염이나 아말감
- 소음
- 식수나 식품 속에 방사능물질
- 방부제
- 전자파공해
- 편식습관
- 정신적 압박과 두려움과 불안

◘ 12가지 암 초기 증세

(Abel, National Cancer Institute, Germany, Forschungs-Bericht 1995)

① 유방 부위에 몽우리 또는 단단한 것이 잡히거나 느껴지는 경우
② 젖꼭지나 유방부위에 색깔 혹은 모양에 변화가 생기는 경우
③ 자주 소화 불량이 생기거나 장 혹은 방광기능에 이상이 생기는 경우
④ 계속해서 마른기침이 나고 목이 쉬는 경우
⑤ 소변이나 대변 혹은 가래기침에 피가 섞여 나오는 경우 또한 생리가 아닌 때에도 잦은 출혈 현상이 있는 경우
⑥ 생리가 갑자기 중단되었거나 몸에 비정상적으로 털이 갑자기 많이 생기는 경우
⑦ 침이나 물, 음식물을 삼킬 때 계속해서 거북하고 힘드는 경우
⑧ 식욕이 갑자기 없어지고 어떤 특정한 음식에 거부반응이 생기거나 평소 식생활 습관이 갑자기 달라지는 경우
⑨ 상처가 쉽게 낫지 않고 부은 곳이 좀처럼 가라 앉지 않는 경우
⑩ 시력이 침침해지고 자주 헛것이 보이거나 청각장애가 생기는 경우
⑪ 체중이 갑자기 줄어드는 경우
⑫ 자주 두통이 생기거나 팔,다리,척추등에 신경쇠약 증세로 통증이 자주 나타나는 경우

암 환자가 생명을 잃게 되는 원인

(Dr. Holleb, American Cancer Society & Dr. Abel Deutsche Krebs Forschungs Zentrum, Germany, Jahres Tagungsbericht 1996)

▶ 암환자 사망원인

- 55 %이상 - 면역결핍과 영양 결핍
- 25 %   - 종양이 너무 커져 인체 장기 기능이 마비
- 10 %   - 지나친 체중감소
- 7 %   - 내출혈

암 환자의 과반수 이상이 극도로 약해진 체력으로 감기·몸살 같은 가벼운 질환도 극복 못하고 영양결핍으로 체중이 심각하게 빠지게 되며 심장박동이나 호흡할 힘까지도 잃게 되어 결국 사망한다고 세계 암 학회는 발표하고 있다.

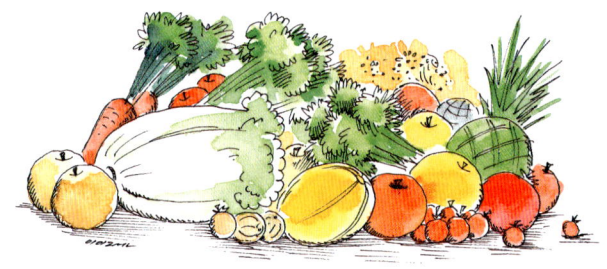

■ 암 환자는 암으로 인해 극심한 근육소실과 체중감소 현상 (Tumor-Kahexie)이 두드러지게 나타난다.

(Biesalski, H. K. : Cancer Nutrients, Muench Med Wschr, 1996)

암 환자의 극심한 체중 감소 현상은 결국 면역기능저하로 이어져 암과 싸워나갈 자체 힘이 상실되어 암으로부터 무릎을 꿇게 만든다.

어떤 환자들은 한달 만에 체중이 10~20 Kg 씩 줄어드는 경우들도 종종 관찰 되어진다. 특히 말기로 진행되어지는 경우는 거의 예외 없이 극심한 체중 감소 현상들이 나타난다.

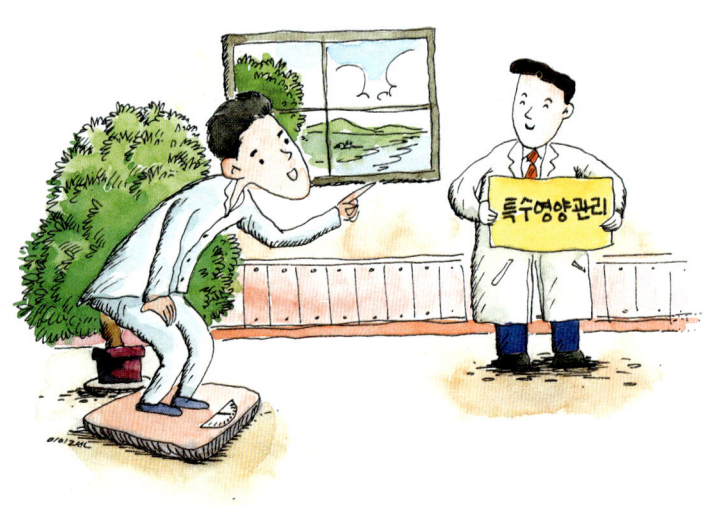

이처럼 암 환자의 극심한 체력과 체중 감소를 막아주기 위해서는 독일의 경우처럼 임상의학적으로 입증된 특수 영양관리가 필요하다.

예를 들어 카르니틴, 글루타민, 아르기닌, 필수 지방산, 그 밖에 비타민 B-그룹 , 비타민 K ,폴린산과 같은 영양분들이 추가로 보충되어 질 때 심한 체력, 체중 감소를 막아 주며 암과 싸워 나아갈 면역 기능을 키워 나갈 수 있다.

■ 암 환자의 특수 영양관리 필요성

(Dr. Waldron, K., Dr. Renner & Dr. Kanzler : Food and Cancer Prevention, The Royal Society of Chemistry, Letchworth, 1996)

인체의 면역기능을 전반적으로 받쳐줄 수 있는 영양과 면역이 뒷받침되지 못하면 그 어떤 암 치료도 그 효과가 일시적일 수밖에 없다.
영양학적 기틀은 곧바로 면역력과 연결되기 때문에 암 환자의 특수 영양관리 프로그램은 암 환자에게 필수적으로 시행되어져야 하며, 특히 이러한 특수영양 및 면역 관리를 병용해서 치료를 받고 있는 암 환자들은

- 수술, 방사선, 항암제 치료 후 신속한 회복
- 암 치료로 지친 정상세포 기능을 신속히 활성
- 암과 싸워 나아갈 수 있는 면역 기능을 최대로 활성
- 각종 감염 질환 차단 효과들을 볼 수 있다.

■ 암은 생각 보다 초기에 전이되는 특성이 있어 치료 후 곧바로 면역력을 높여 더 이상 재발과 전이를 막아야 한다.

(Dr. Schaeffer, A. : Spezifische und unspezifische Abwehrmechanismen, Forum Immunologie, 1995)

성인암의 경우 종류별로 약간씩 차이는 있으나 발견되어 질 때까지 대부분 10년에서 20년 정도가 걸린다.

현대의학에서 발견 할 수 있는 크기는 대부분 직경 1cm이상 커야만 가능한데 한 예로, 유방암의 경우를 보면 직경 1cm 정도 크기가 되면 암세포가 약 1천 7백만 개가 되며, 이때 이미 혈관이나 림프관을 타고 전이되어졌을 확률이 50%나 되는 것으로 보고 되어지고 있다.

이처럼 1cm미만의 전이된 또 다른 암은 대부분 현대 의학적으로 찾

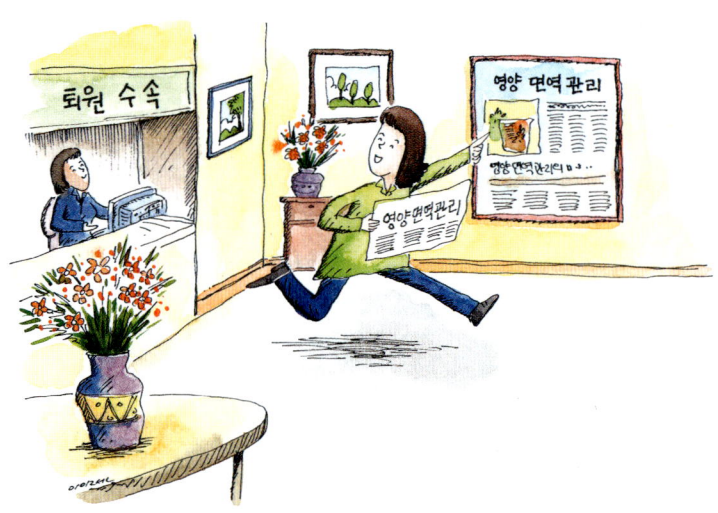

아내기가 거의 불가능하기 때문에 암치료에 완전 치료가 사실상 어렵다 하겠다.

특히 수술당시 암이 인근 림파구로 단 한군데만 전이된 것이 확인되어진 경우 아무리 완벽하게 수술로 제거했다 해도 인근 주변 장기로 이미 퍼져있을 확률이 매우 높기 때문에 수술이 잘 되었다고 방심하고 아무런 조치를 취하지 않게 되면 얼마 안 지나서 큰 낭패를 당하게 된다.

따라서 암 환자는 암이 더 이상 발견되어지지 않는다고 해서 완치되었다고 방심해서는 안되며 치료 후 재발.악화 되지 않도록 지속적으로 영양.면역 관리가 반드시 필요하다.

▣ 성인암 대부분은 항암제나 방사선 치료만으로 100% 암세포를 제거 시킨다는 것은 불가능하다.

(Dr. Abel, National Cancer Institute, Germany & Hilke stamatiadis- schmidt, Thema Krebs, Fragen & Antworten 1996)

정상 세포든 암 세포든 세포 분열하는 과정은 거의 동일하다.

즉, 다음과 같이 4과정을 거쳐 분열하는데 (G0-phase 〈휴식기〉, G1-phase 〈분열초기〉, S-phase 〈합성기〉, G2-phase 〈분열후기〉), 항암제나 방사선 치료를 통해서는 주로 S-phase(합성기)에 놓여 있는 세포들만 대부분 공격을 받게 된다.

하지만 대다수의 많은 암세포들은 G0-phase (분열 휴식기)에 있거나 항암제나 방사선 공격이 심하면 심할수록 휴식기에 장기간 멈추면서 항암제나 방사선 공격을 피해나간다.

따라서 항암제나 방사선을 통해 몇 가지 암 종류들의 경우 상당수 암세포를 살상 시키는 효과가 나타나지만 그 어떤 암도 암 진행 초기에 수술적으로 완전 제거 시키는 방법 이외에는 그 어떤 치료로도 100% 암세포들을 제거 시킬 수는 없다.

중요한 사실은 항암제나 방사선으로 암세포 90% 이상을 제거 시켰다 해도 이후 환자의 영양과 면역기능이 받쳐주지 못하면 거의 대부분의 환자들의 경우 짧은 시간 내에 원위치 되어지거나 치료 이전보다 몸의 기능이나 건강상태가 오히려 더 악화되어 상당히 어려운 상황으로 고생하는 경우가 많다.

따라서 수술, 방사선, 항암제 치료 후, 그리고 기타 무거운 치료 후에 몸의 기능을 회복시켜주기 위해선 반드시 암을 누를 면역강화와 전문적인 영양관리를 통해 재발이나 전이를 막아줄 사후관리가 반드시 필요하다고 한다.

> **암 치료후 영양, 면역특수관리는 치료효과를 극대화시킬 뿐만아니라 완치확률을 높혀준다.**

■ 암 발생은 인체가 산성화로 치우칠 때 시작된다.

(Clinic of University Muenchen, Prof. Dr . Halima Neumann, Dr. John Tilden , Eruaehrung und Krebs, 1997)

암은 대표적인 물질대사 장애로 생겨나는 질병으로 암 뿐만 아니라 동맥경화 같은 혈관계 질환들은 수년간 체액이 과다하게 산성화되어 질 때 발생되어 진다고 전문가들은 주장한다.

인체를 산성화시키는 물질들	인체를 알칼리화시키는 물질들
- 스트레스 호르몬	- 항산화제 (Vit A. C. E 외)
- 체내 과량의 Free-Radical 물질들	- 채소류(계절별로 나는 각종 야채류)
- 단당류	
- 공기오염물질들	- 잡곡류(보리, 호밀, 율무, 귀리, 조, 기장, 수수, 기타)
- 환경호르몬 물질들	
- 중금속	- 원양어선 생선오일 (EPA, DHL)
- 동물성 포화 지방산	- 미네랄 (셀레늄, 마그네슘, 칼슘, 크롬 , 아연 외)

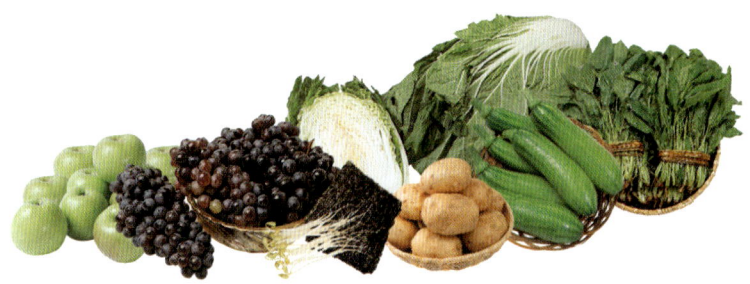

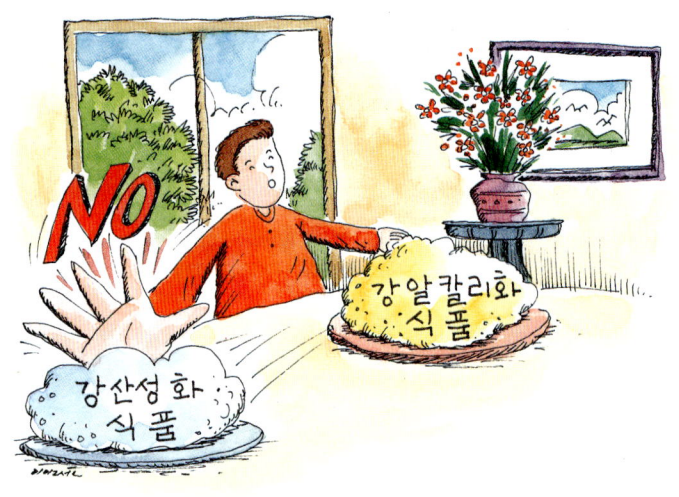

체질을 강산성화 시키는 대표적인 식품들

- 설탕첨가 요쿠르트
- 설탕첨가 과자류
- 소다수, 탄산음료, 콜라, 감자칩
- 알코올
- 홍차, 커피, 쵸콜렛, 쵸콜렛음료, 밀크아이스크림
- 덜 익은 과일
- 식용유, 육류지방, 튀김음식, 훈연제품, 숯불고기
- 밀가루제품, 케익, 빵효모
- 인스턴트 식품 등

체질을 강 알칼리화 시켜 암 발생을 억제시키는 대표적인 식품들

> 오이, 민들레, 밤, 레드비트, 배추, 까만무우, 콜라비, 시금치, 당근, 파, 감자, 치커리, 미나리, 돈나물,명일엽, 각종상추, 양배추, 무우, 콩, 완두콩, 마늘, 양파, 미역, 다시마, 김, 보리싹, 밀싹, 콩나물, 각종 허브싹, 각종알곡, 알팔파, 호박씨, 해바라기씨, 복숭아, 살구, 망고, 찔레꽃열매, 파인애플, 신선한 포도, 신선한 체리, 산딸기, 자두 등

■ 발암 물질들과 발병원인

세계보건기구(WHO)의 발표에 의하면 현대사회에 있어서 암을 유발시키는 약 600여 가지가 넘는 오염 물질들이 알려지고 있다.

이러한 암 유발 물질들은 정상적 생리기능을 교란시키고 세포기능을 파괴시켜 세포 내 산소공급 차단 및 세포 벽의 통로기능이 막혀 에너지 생성 및 유전자, 단백질 합성에 치명적인 영향을 주어 급기야는 암과 같은 질병들을 유발시킨다고 한다.

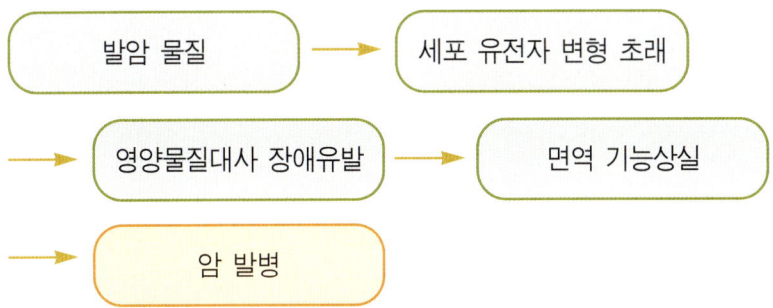

■ 암을 유발시키는 것들은?

(Dr. Daunderer. Max-Plank-Institute, Germany, Grenz, M., Ernaehrung und Krebs, Erfahrungsheilkunds, 1994)

특정한 물질이나 성분은 특정한 암을 유발시킨다는 많은 연구 결과들이 알려지고 있다.

따라서 평상시 이러한 것을 피해 암을 사전에 예방 할 수 있도록 해야 할 것이다.

- 알코올 (소주, 맥주, 양주, 기타) : 직장암, 유방암, 간암, 위암
- 매우 뜨거운 식사 : 구강암, 식도암, 위암
- 동물성 지방 : 유방암, 직장암, 대장암, 췌장암
- 커피 : 위궤양
- 곰팡이 독성 물질 파툴린 : 위암, 간암
- 소금 : 위암
- 흡연 : 모든 암 발생의 45% (대표적인 암 : 구강암, 후두암, 폐암, 방광암)

■ 암 세포성장에 불을 붙이는 물질들은?

(Holleb, Arthur, I. : Cancer Book of American Cancer Society, 1990)

암세포가 악 조건 하에서도 죽지않고 버틸 수 있는 이유는 별난 물질대사 때문이라고 한다.

즉, 발효대사를 통해 꾸준히 에너지를 취해 나아간다는 것이다.

이처럼 발효대사에 에너지원으로 공급되어지는 대표적인 물질들은 다음과 같은 것들이 있다고 한다.

- 백설탕
- 인슐린
- 소금
- 동물성지방
- 알코올
- 스트레스호르몬
- PGE2 (염증촉진 호르몬)
- PAF (염증활성 촉진물질)

▣ 인체의 면역기능을 떨어뜨려 각종 성인 질환들을 유발시키는 라디칼 물질들

(Hager, E. D. : Die bedeutung von freien Radikalen, 1998)

- 수페록시드 라디칼 : O_2
- 싱글 - 산소 라디칼 : o_2
- 하이드로 페록실 라디칼 : HO_2
- 하이드록시드 페록시드 라디칼 : H_2O_2
- 하이드록실 라디칼 : OH
- 일산화 질소 라디칼 : NO
- 페록실 라디칼 : ROO (R= Lipid)

☞ 이러한 라디칼 물질들은 내적으로는 만성스트레스, 불균형한 영양섭취로 인한 물질대사 장애, 힘든 수술이나 방사선, 항암제 같은 무거운 암치료, 외적으로는 다양한 오염식품이나 환경오염으로부터 인체 내에 과량 발생되어 각종 성인병 및 노화, 암과 같은 질환들을 유발한다.

▣ 암이 저절로 완치되어진 환자들의 의학적 보고

(영국. 콜럼비아. 캐나다 의학적 보고문 & Komplementaere Oncologie, 1996)

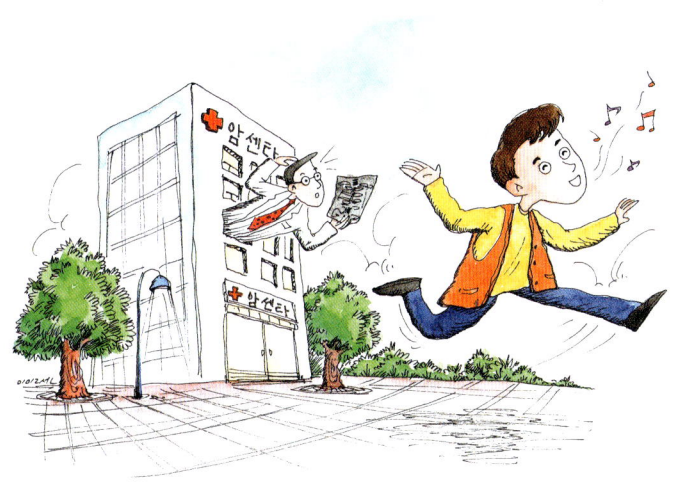

암이 지속적으로 진행되던 암 환자들 중에 어느날 갑자기 검사해 보니 자라던 암이 줄어들었거나 완전히 소멸된 경우들이 이따금씩 발견 되어지곤 한다. 이처럼 그 어떤 치료도 받지 않았음에도 이런 현상들이 나타나는 것에 암 전문 과학자들이 흥미를 갖고 수 십년 동안 추적 연구한 결과 완치된 암 환자들의 경우 다음과 같은 공통점을 찾아내게 되어 세계 암 학회에서 발표하고 있다.

- 55 % : 몸 안 독소 제거 요법

- 65 % : 고 단위 비타민과 미네랄 복용
- 87 % : 각종 야채 및 천연물 면역강화 생리활성물질 다량섭취

위 발표내용에서 보듯이 암은 전형적인 물질 대사 질환인 만큼 영양과 면역강화는 곧 암 체질을 건강체질로 바꿔주는 결정적인 역할을 해 주기 때문에 암 환자의 치료에 효과를 발휘할 수 있는 체계적 특수 영양 및 면역강화 프로그램이 반드시 필요하다 하겠다.

▣ 특정한 비타민류는 암 발생을 예방 하는 효과들이 있다고 알려져 있다.

(Dr. Biesalski, DKFZ, Germany Vitamine in der praevention von Krebserkrankungen, Muench. Med Wschr 1996)

- 비타민 B_2 : 식도암
- 폴린산 : 자궁경부암, 직장암, 대장암
- 비타민 C : 위암
- 비타민 A : 피부암, 유방암, 폐암
- 베타카로틴 : 식도암, 위암, 폐암, 직장암, 대장암
- 비타민 E : 후두암, 식도암, 위암

■ 대표적 암세포성장 억제 및 차단 물질들

(Dr. med. E . D . Hager, Bio-Med Klinik, Komplementaere Oncologie Germany 1996)

- 베타 카로틴 , 비타민 A, B_1, B_2, B_3, B_5, B_6, C, D_3, E, K
- 항산화제 (비타민 A, C, E, 셀레늄, 바이오플라보노이드, 멜라토닌, 코엠자임 Q-10, 글라타치온 페록시다제, 카탈라제, 슈페록사이드디스뮤타제)
- 면역강화제 (아연, 셀레늄, 폴린산, 알킬글리세롤)
- 칼슘, 마그네슘
- EPA, GLA
- 식물성 섬유질 (야채, 과일, 잡곡)

■ 암 종류별 성장 촉진 물질과 억제 물질들

(Block, G. : The Data Support a Role for Antioxidants in Reducing Cancer Risk, Nutrients Reviews, 1992)

암 종류	촉진 물질	억제 물질
폐암	흡연	비타민 A, 베타카로틴
구강암, 비인강암, 후두암	알콜, 흡연	비타민 A, B, 철분
식도암	알콜, 뜨거운 음식	비타민 A, 철분
위암	니트라트(숯불고기에서 생성) 아플라톡신 염분 헬리코박터	비타민 A, C, B12
대장암	육류지방, 포화 지방	섬유질
직장암	알콜	비타민A.C.E, 섬유질
췌장암	육류 지방	
간암	알콜, 아플라톡신(콩과류,곰팡이,독성물질, 아이코 톡신 곰팡이, 버섯)	비타민 B-복합체
유방암	육류지방, 육류단백질, 과체중	섬유질, 셀레늄
자궁암	과체중	
자궁경암	흡연, 생식기감염성 질환	비타민 A, C
난소암	육류 지방	비타민 C
전립선암	육류 지방	
갑상선암		요오드

■ 특수 영양요법은 기존 암 치료 효과를 높여 준다.

(Dr. Blot, W.J. : Nutrients Intervention Trial in Linxian, J Nat Cancer Inst, 1993)

- 아드리아마이신(항암제) + 비타민 E 투여 : 69% 탈모 방지효과
- 비타민 E : 구강, 위, 장, 점막세포 보호
- 비타민 B_6 : 방사선 내성 체계 약화
- 비타민 C + 비타민 K + 항암제 : 암세포에 독성 효과 증대
- 각종 항산화제 : 생명 연장 및 완치율 향상
- 3중 불포화 지방산 : 암세포 증식 억제
- 비타민 A, C, D : 암세포 성장 둔화
- 비타민 C + 비타민 B_{12} : 암세포에 독성효과
- 비타민 C + D + Quercetin : 암세포 전이 차단
- GLA, EPA, Rutin, 비타민 E, Zinc, 상어연골 : 암세포 전이억제 및 혈관생성 억제

▣ 암을 이겨내는 면역력을 키우는데 비타민, 미네랄, 기타 면역 활성물질들이 반드시 필요하다.

(Dr. Neumayer, DKFZ, Germany, Ich lebe noch, Wie es wirkt, 1994)

특히 암 환자들의 경우 면역력을 강화시켜주는 것은 재발방지와 전이억제를 위해 매우 중요하다. 이러한 면역력을 강화시켜 주기 위해서는 어떤 특정한 약물이나 제제로는 극히 불균형적이고 비특이성 면역활성효과에 그쳐 암을 억제 시켜 나아가기에 역부족이다.

암세포를 저지 할 수 있을 정도의 총체적인 면역강화를 위해서는 면역활성 영양 성분들이 필수적이다. 대부분의 암 환자들의 경우 칼로리의 불균형, 활성물질섭취 부족으로 위장기능이 약화되어 있음이 공통적으로 진단되어진다.

이러한 현상은 극심한 면역기능약화로 이어져 암과 싸워 나갈 힘이 절대적으로 부족한 결과를 초래한다.

따라서 암 치료에 못지 않게 환자들에게는 철저한 사후관리차원에서 이제부터는 전문적인 영양 및 면역치료가 지속적으로 뒤따라야 할 것이다.

이러한 점은 선진국들의 전문의학 통계에서 보듯이 암 환자의 사망원인 중 극심한 면역결핍과 영양분 결핍으로 55%이상이 사망한다는 결과에서도 잘 입증해 주고 있다.

■ 암 환자에게 전문적인 영양사후관리는 생명연장에 큰 차이를 보인다.

(Dr. Abel Dr. Neumayer, Nat Cancer Inst, Krebs Jahresbericht Germany 1995)

독일의 암 전문 병원에서 발표된 자료에 의하면 말기 암 환자들의 경우 기존 의학적 치료만 받을 경우 평균 생존기간이 5~7개월인 반면, 기존치료에 전문적인 면역활성 영양요법을 추가로 실시한 경우 60개월까지 생존연장 되는 결과를 보이고 있다.

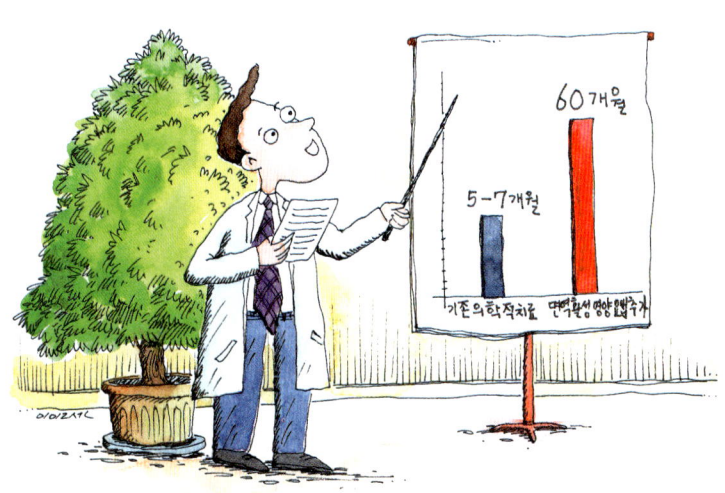

특히 유방암, 난소암, 자궁암 환자들의 경우 10년까지 생존연장 효과들이 나타난다고 하고 이중에는 완전 치료되어진 환자들이 꽤 많이 보고되어지고 있다.

지금까지 우리의 경우 기존치료에만 급급했던 암 치료에서 이제 선진 독일과 같은 체계적인 사후관리 프로그램들이 시급히 정착되어져야 할 것이다.

■ 악성 성격을 갖고 있는 암세포를 영양요법으로 무기력화 시킨다.

(Ziegler, R.G. : Vegetables, Fruits and carotinoids and Cancer, Ed. A. Bendich. marcel Dekker Inc., New York, 1991)

대부분의 암세포는 매우 악성으로 주변조직을 뚫고 퍼져나가며 또 다른 건강한 기관조직을 뚫고 퍼져나가며 이러한 성격을 infiltrations power(침윤성)라고 하는데 이런 침윤성을 막아주는데 비타민 C, B_3, 바이오 플라보노이드, 특정 활성 펩타이드, 특정 엔자임 물질들을 고농도로 투여할 때 그 악성이 무기력화 되어진다고 보고되고 있다.

■ 암세포의 혈관생성을 영양요법으로 막아준다.

(Matzku, S., Zoeller, M. : The role of variant forms of CD44 in adhesion and metastasis, TIGG 4, 1992)

만일 암 세포가 혈관을 생성하지 못하게 되면 곧바로 질식되어 죽어버린다. 특정한 생리활성성분들, 특히 상어연골이나 다가불포화지방산, 바이오플라보노이드 물질들은 이러한 암세포 혈관생성을 차단시키는데 효과적인 것으로 알려져 있다.

그러나 혈관생성과 무관한 림프암, 백혈병 등은 그 효과가 미미하다고 할 수 있겠다.

■ 재발방지를 위해서도 영양요법은 반드시 필요하다.

(Renner, K., Canzler, H. : Nutrients and Cancer, 1990)

독일 암 센타에서 방광암 환자의 경우 기존 의학적 치료만 받은 환자의 경우 특정 기간내에 재발율이 90%인 반면 기존 치료에 고농도의 영양요법을 병용 실시한 경우 40%밖에 안 되는 것으로 보고되어지고 있다.

이러한 결과는 특수영양요법을 통해 림파구의 성숙과 재생기능이 활발해지고 림파구들의 기능이 강화되고 탐식세포들의 탐식능력이 왕성해지며 암세포의 염증성 증세를 약화시켜 암을 쉽게 이겨나가는 힘이 만들어진다는 결과에서 이해할 수 있을 것이다.

▣ 암 환자의 면역기능을 약화시키는 원인과 물질들

(Dr. Schaeffer, A. : Spezifische und unspezifische Abwehrmechanismen, Forum Immunologie, 1995)

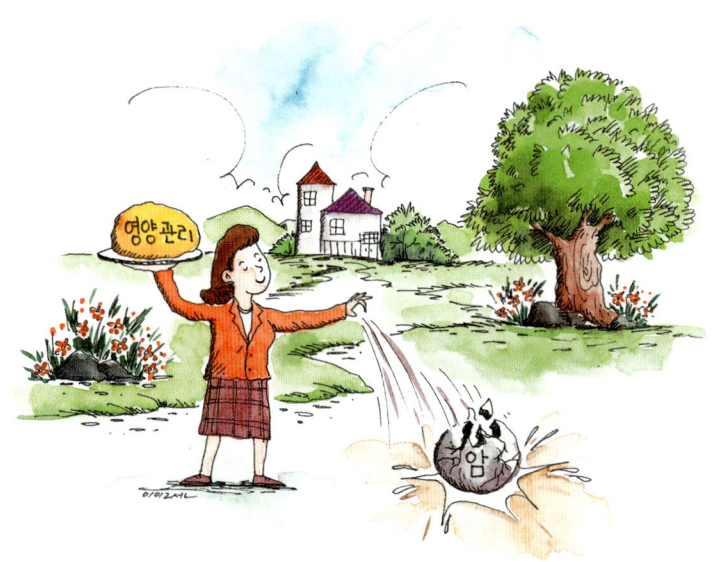

정상인과 암 환자의 차이점은 정상인의 경우 몸에서 암세포를 감지할 수 있는 면역 감지기능이 살아있는 반면 암 환자에겐 면역 세포들이 암세포를 감지하지 못하는데 있다.

면역기능을 감지할 수 있도록 영양관리가 제대로 이루어질 경우 자라던 암이 저절로 없어지는 경우들이 발생한다.

- 암세포 성장을 촉진시켜주는 TGF-β, IL-10과 같은 사이토 카인 (cytokine) 분비활성
- 면역 신호체계 감지 물질(T-Cell Receptor) 상실
- 세포 수용체 상실 (IL-2R)
- 세포 결착 단백질 파괴
- 프로스타 글라딘2 생성활성
- 악성 세포분해 대사물 생성 왕성
- 산성 단백질 생성 증가

■ 암 전이억제를 위해 영양요법은 꼭 필요하다.

(Matzku, S., Zoeller, M. : The role of variant forms of CD44 in adhesion and metastasis, TIGG 4, 1992)

악성의 성격을 띠는 암세포는 성인 암의 경우 초기에 이미 혈관, 림프관을 뚫고 퍼져 나간다.

특히 방사선이나 항암제 또는 라티칼 물질들에 의해 혈관 벽이나 림프 벽에 호르몬 유사물질들이 분비되어져 이런 물질들의 도움을 받아 CD-44 물질이 암세포로부터 만들어져 타 장기에 부착되면서 전이가 이루어지는데, 이러한 전이 도모물질들을 특수 영양성분들 투여로 (식물성 동물성 불포화지방산, 효모추출액, 특정 미네랄, 특정 식물성 활성펩타이드성분들) 제거 시켜줌으로써 암 전이성을 막아주는 효과를 나타낼 수 있다고 보고하고 있다.

▣ 암세포를 공격하는 주요 면역 세포들

- T-Lymphocyte (T- 임파구)

- B-Lymphocyte (B- 임파구)

- Macrophage (대탐식세포)

- Natural Killercells(자연살상세포)

 이러한 주요 면역세포들이 완벽한 합동작전이 전개될 때 눈먼 면역세포들이 다시 눈을 떠 암세포를 공격하게 되고 더 이상 암세포들이 만들어지는 것을 허용하지 않는다.

 이처럼 암세포를 공격하는 면역세포들은 특이적 면역과 비특이적 면역능력이 합동으로 이루어질 때 더 큰 힘을 발휘하게 되며 합동작전에 T-임파구가 수행하는 세포성 면역과 B-임파구가 수행하는 체액성 면역이 필수적이며 이러한 작전에 정확한 영양과 면역활성물질 투여가 이루어져야만 한다.

■ 면역기능과 암 재발 및 악화 상관관계

(Dr. med. E. Hager, Rezidiv und Metastasis von Cancer, Cancer Immunologie, 1996)

면역기능	수치증가 및 감소	예 후	해당 암
백혈구 수치	감소	재발 및 악화	폐암, 난소암, 위암, 이비인후과암
Monocyte (단중구)	성장억제	재발	피부암
T - 임파구	감소	조기재발 조기악화	폐암, 난소암, 위암, 비인후과암
활성-T-임파구	감소	조기재발 조기악화	폐암
세포독성-T- 임파구	감소	조기재발	유방암
자연살상세포 (NK-cell)	감소	재발	폐암, 피부암
mitogene T- cell-stimulation (LAT)	감소	재발	대장암, 직장암, 피부암, 임파선암
LAK-cell	감소	연구진행 중	피부암
여러종류 항원을 통한 피부반점 반응이 느린 경우 (Skin-Test)	감소	재발 악화	위암, 대장암, 신장암, 방광암, 이비인후과암, 피부암, 임파선암, 백혈병

▣ 암 환자의 금지 식품과 허용식품

(독일 암 환자 사후 관리 전문병원 프로그램 기준)

암에 걸리지 않은 사람도 암을 예방하는 차원에서 건강한 영양섭취는 그 무엇보다 중요하고 특히 암 환자인 경우 암 재발 및 악화를 방지하기 위해서 매우 신중하게 고려해야만 한다.

현재 선진국들의 경우 전체 암 발생의 40% 이상이 직접적으로 음식물에 의해 생긴다고 발표하고 있다.

다음에 수록한 금지, 허용 식품들은 독일 암 전문병원에서 일반적으로 실시되어지는 내용으로 우리의 식성과 많은 차이가 있을 수도 있으나 조만간 우리 전문 영양사들과 암 전문가들이 함께 연구해 우리 식생활에 맞는 암 환자의 다양한 식단표가 만들어 질 것으로 기대되어진다.

	금지식품	허용식품
동물성고기	돼지고기, 돼지 간, 기름기 많은 소고기, 가열시킨 햄, 훈연 염지 시킨 모든 고기, 소 간, 송아지간을 제외한 모든 가축 내장 및 부산물, 오리고기, 거위고기, 칠면조고기	·송아지나 닭 살코기 1주일에 1번 100g 정도 ·송아지 간 1달에 1번 100g 정도 ·아주적은 양의 소 살코기
계란	·오래 저장된 계란 ·계란 가루 ·생 계란 섭취	·일주일에 5~8일 된 신선된 계란 5개정도 (반숙 혹은 삶은 것)

	금지식품	허용식품
생선	기름기가 많은 모든 생선 종류, 잉어, 뱀장어(민물, 바다), 저장용기에 넣은 모든 생선, 저장용기에 넣은 조개, 새우	·1주일에 1번 기름기가 많지 않은 싱싱한 생선(150g)정도 대구, 연어, 고등어, 참치, 동태, 송어, 가재미, 꽁치, 청어, 신선한 새우, 게, 바다가재등등, 신선한 조개, 굴, 김, 미역, 파래, 청태
소세지	모든 종류의 소세지	
우유	·일반시유 ·설탕 및 색소 첨가된 모든 우유 ·커피 프림용 농축우유	·저지방 우유(유지방1%이하) · 버터우유, 요구르트유(가급적 자연 요구르트), 탈지분유(조리시 조금씩 첨가), 발효유산균 우유
치즈	·일반 시판 치즈 ·30%이상 지방 함유된 치즈	·자연산 치즈로 유지방 30%이하
건조시킨 과일	·설탕과 함께 건조 시킨 포장된 과일	
콩과 종류	·건조시킨지 오래된 각종 콩 종류, 오래된 땅콩	·신선한 콩이나 햇콩 종류, 햇콩 가루
효모	·유황효모	·셀렌 효모제품 ·맥주효모제품 ·기타 효모로 만든 제품

	금지식품	허용식품
빵·국수	·밀가루로만 만든 하얀 빵이나 국수 ·껍질 벗긴 쌀로(백미) 만든 빵이나 국수	·여러 각기 다른 알곡으로 만든 것으로 설탕이 첨가되지 않은 빵이나 케익 ·콩가루로 만든 빵이나 국수, 레시친과 밀눈으로 만든 국수, 현미로 만든 빵 ·겉 껍질을 벗기지 않은 보리, 밀, 호밀, 메밀가루로 만든 빵이나 국수
과일	·화학비료나 농약으로 가꾼 모든 종류의 과일 특히 오렌지, 자몽 ·다페닐 성분이 들은 농약으로 가꾼 포도 ·모든 종류의 과일 통조림	·유기농법으로 가꾼 과일들로 오염이 되지 않은 것 ·사과, 파인애플, 복숭아, 산딸기, 양딸기, 귤, 오렌지 등
쥬스	모든 종류의 포도 주스. 쥬스에 백설탕 혹은 흑설탕 첨가시킨 것.	·오렌지, 귤, 파인애플 등은 직접 짠 쥬스, 기타 사과, 복숭아, 딸기, 레몬쥬스 등은 100%천연쥬스 ·야채쥬스, 빨간무우 쥬스, 양배추 발효쥬스, 토마토쥬스, 당근쥬스등에는 약간의 과당으로 가밀한 것은 무방함.

	금지식품	허용식품
야채종류	・화학비료나 농약 처리된 모든 종류의 야채 ・잘 익지 않은 토마토나 기타 과일성 야채 ・소금으로 짜게 절여 만든 모든 야채, 통조림으로 색소, 감미제, 방부제등이 첨가된 야채	・화학비료나 농약처리하지 않은 오염되지 않은 모든 종류의 신선한 야채 ・신선한 야채를 -20℃에 보관 사용하는 것 ・신선한 콩나물류, 완두콩류 ・신선한 빨간 무나 당근 혹은 빨간 무 건조 시킨 가루
버섯	・후라이팬이나 불꽃에 국물 없이 직접 가열시킨 버섯	・아주 적은 양으로 음식양념에 쓰는 버섯 가루 ・야채 샐러드에 신선한 송이버섯 약간
감자	・화학비료나 농약처리해 키운 감자	・오염되지 않은 천연적 햇 감자
잼·젤	・과당이 아닌 다른 것으로 단맛을 첨가 시킨 모든 종류의 것	・색소제, 방부제 등이 첨가되지않고 과당으로 첨가된 모든 천연과일 잼이나 젤
설탕	・백설탕, 흑설탕, 포도당, 포도당이 들어있는 인스턴트 음료, 과당이 아닌 설탕으로 만든 모든 종류의 사탕	・과당(액체 혹은 분말), 아주 적은 양의 꿀, 아주 적은 양의 사탕무 시럽
마가린	・식물성 기름이외에 기타 성분들을 첨가해 단단하게 만든 일반 시판용 마가린	・단단하지 않은 완전 식물성 기름으로만 만든 천연 마가린 (냉장보관 판매되는 것으로 1일 10g정도)

	금지식품	허용식품
식용유	·순수 야자 식용유, 일반 식용유로 정제시켜 맑은 것	·차갑게 짠 식용유로, 해바라기 식용유, 옥수수눈 식용유, 밀눈 식용유, 호도식용유, 콩 식용유, 올리브 식용유, 과일 식용유 등으로 가열처리 않고 알맞은 양으로 이용
지방	·돼지비게 기름, 소기름, 감자튀김 기름, 기타 모든 동물성 기름	
음료수	·콜라, 환타, 기타 색소 및 화학첨가제 들어있는 모든 음료수	·생수(염분이 적게 들은 것) ·레몬 농축액(생수에 희석)
양념	·화학적으로 만든 일반식초, 화학적 조미료, 매운 고춧가루, 일반적인 시판겨자, 일반정제소금, 고기가 든 조미료, 짠 된장이나 고추장	·매우 적은 양의 사과나 포도식초, 콩간장, 효모가루, 피망고추가루, 생강, 마늘, 파, 정제하지 않은 바다소금(아주 적은 양으로 이용), 각종 야채로 만든 천연조미료, 기타 천연식물성 각종 양념류
차	·환자에게 자극되는 모든 차	·각종 과일 차, 각종 엽차, 율무차, 레몬차 등 자극이 되지 않는 차
알코올	·모든 종류의 알코올	
커피	·일반용커피(카페인 함유)	·아주 적은 양으로 카페인이 들지않은 부드러운 커피

▣ 암 환자의 건강한 식생활 규칙

(독일 암 전문 사후 관리 전문프로그램 기준)

- 매일 2번 식사 때 신선한 야채를 충분히 섭취
- 배추나 양배추 및 계절별 야채 생쥬스를 매일 2번 이상 섭취
- 매일 신선한 과일 섭취
- 밀가루 음식 피하고 잡곡 음식으로
- 감자는 매일 1번 이상 섭취
- 생감자, 당근, 무우 및 무청, 우엉 등으로 생쥬스를 만들어 수시로 섭취
- 기름이 많은 음식은 절대 자제
- 육류는 연한 살코기로 1주일에 1번 정도 적은 양을 섭취
- 바다생선 1주일에 1번 섭취
- 염지, 흡연, 통조림 등 가공식품은 금물
- 알코올, 흡연 절대 삼가
- 뜨거운 음식은 가급적 피할 것

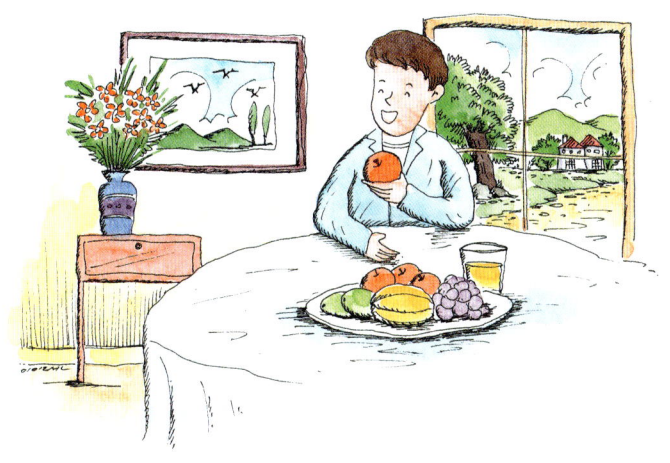

▣ 암환자 일일 식사 시간표

(독일 Bio- Med cancer clinic 프로그램 기준)

시간	식사
7~8시	· 먼저 과일 쥬스와 야채쥬스를 충분히 마신 후 식사를 시작한다. · 식사 후 꼭 원하는 경우, 카페인이 없는 부드러운 커피 한잔은 좋다.
10~11시	· 식사 전 먼저 생수나 야채쥬스를 충분히 마신다. 이때는 가벼운 식사가 좋다.
12~13시	· 식사 전에 싱싱한 야채를 충분히 먹는다. · 식사 중에는 틈틈이 생수를 마신다.
15~16시	· 아주 가벼운 식사에 요구르트를 먹는다. 이때 입맛에 맞는 차를 즐긴다.
18~19시	· 식사 전에 싱싱한 야채를 충분히 섭취해 위와 장의 활동을 원활하게 활동시킨 후 천천히 본 식사를 한다. 식사 중에 과일차나 엽차 등을 곁드리면 좋다.
20시 이후	· 야채나 과일쥬스 혹은 농축된 쥬스를 물에 타서 마신 후 각종 잡곡으로 만든 제품 혹은 콩 볶은 것을 가볍게 든다.

※ 식사종류는 환자의 입맛, 가족들의 입맛에 따라 다양하게 바꾸어가며 5주에서 6주 계속 진행되어질 때 환자의 건강이 매우 좋아짐을 느낄 수가 있다고 한다.

■ 한스 니퍼 박사의 유전적 자가 보상 치료가 암치료에 핵심적 열쇠이다.

(1996. 12. 29. 중앙일보 특별기획)

세계대체의학회의 거물 한스 니퍼 박사(독일 파라셀수스 암전문치료병원장)는 독일 하노버 의과대학 종양 치료 부장으로 재직 당시 전이성 골 종양 환자들이 특별한 치료 없이 자연적으로 완쾌된 경우들을 보고 유전적인 자가보상 암치료 메커니즘(potential cancer genetic repair mechanism)에 연구를 몰두하기 시작했다.

암세포 속의 고장 난 유전자를 원 상태로 돌릴 수 있는 힘은 기존 현대의학적 치료방식으론 도저히 불가능하다. 따라서 우리 몸 안에 유전자 조절에 관여하는 촉매 물질들이 투입이 되어져야 하는데 그 동안 면역학 전문가들에 의해 인터페론, 인터류킨 등을 개발하여 투입 시켜 보았으나 저조한 효과 또는 전혀 효과들이 발휘되지 못하거나 경우에 따라 필요량 이상으로 투입될 경우 예기치 않은 부작용들이 심각하게 나타난다.

따라서 한스 니퍼 박사의 경우 자연에 존재하는 다양한 식물 체 속의 알데히드나 디알데히드, 알카로이드 계열의 새로운 약리학적 암치료 물질들을 찾아내어 암 환자들에게 실제 적용시켜 놀라운 완치 효과들을 발견하고 있다.

▣ 항산화 비타민 섭취량 부족 " 유방암 부른다"

(1995.10.20. 국민일보)

국내 서울중앙병원 연구팀은 유방암 진단을 받은 여성 98명과 정상인 1백 98명의 혈청을 채취, 혈중 베타카로틴 농도 등 항산화 비타민 종류들의 혈청 함량을 측정한 결과를 발표해 유방암 환자들에게 큰 관심을 끌고 있다.

특히 20~30대의 젊은 유방암 환자들의 경우 베타카로틴은 정상인

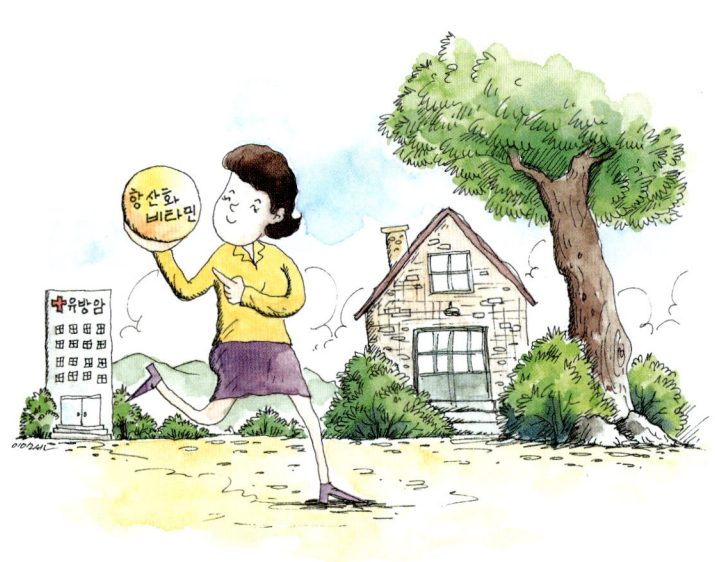

의 60%, 레티놀은 69%, 알파 토코페롤은 30% 수준에 불과한 것으로 나타나 항산화 비타민 부족은 젊은 여성들의 유방암 발생과 밀접한 관계가 있음을 보여주고 있다.

항산화 비타민	정상인	유방암 환자	정상인 대비
베타카로틴	30.8㎍/dl	17.8㎍/dl	58%
알파-토코페롤(Vit. E)	1128.4㎍/dl	579.9㎍/dl	51%
레티놀(Vit. A)	47.5㎍/dl	38.9㎍/dl	82%

▣ 현대인들의 식생활이 문제다

문명이 발달할수록 현대인들의 식생활은 맛(주로 달고 자극적인 것)과 가격 그리고 먹기 편리함(인스턴트식품)을 추구하다 보니 영양의 불균형이 극심하게 초래되어 인체 내부에서 일어나는 물질대사에 여러 가지 장애 현상들이 나타난다.

▣ 미국, 선진국 국민들이 즐겨먹는 음식

밀가루 빵이나 커피, 핫도그, 피자, 햄버거, 베이컨, 소시지, 콜라, 탄산음료 등을 즐겨 먹다 보니 인체 상태가 극도로 산성화되어지는 경향이 크다.

▣ 현대인들이 과다하게 섭취하는 것들

고지방, 소금, 설탕, 콜레스테롤, 알코올, 카페인, 식품첨가물(감미제, 색소제, 방부제, 연화제등), 환경호르몬물질, 동물성 Toxin 성분들, 이러한 성분들은 인체를 점차적으로 병들게 만들고 급기야는 암 발생으로 이어진다.

▣ 암 환자들의 전형적인 이전 식생활 형태

식물성섬유질 섭취부족, 각종 야채 섭취부족, 비타민 & 미네랄 섭취부족, 고지방(식용유), 돼지 및 소고기, 튀김감자, 육즙 소스, 알코올 과다섭취

▣ 입원 환자들의 영양상태가 매우 불량 하다.

미국 대부분 병원 음식들의 경우 단백질 함량이 부족하고 필수아미노산 결핍으로 입원 환자들의 25~50%정도가 영양실조상태로 사망률이 증가, 수술 후 회복지연, 면역력 저하, 상처회복지연, 심박출량 저하, 화학약품적응력이 떨어지고 방사선(X-ray, CT, MRI 등)에 저항성이 떨어지는 현상을 보이고 있다.

따라서 입원환자 뿐만 아니라 암 환자들의 경우 영양적 치료가 체계적으로 지원되어야 하고 면역력을 높일 수 있는 대책이 시급히 필요한 실정이다.

▣ 암 환자들에겐 암 환자 특성에 맞는 영양공급이 필요하다.

암 환자에겐 특히 필요한 영양소들을 집중적으로 제공할 필요가 있고 정상적인 면역기능을 회복시키려면 RDA(recommended daily allowance) level 이상으로 공급시켜 줘야만 한다. 암 환자들의 80% 이상이 혈액 속 알부민 수준이 매우 떨어져 있음을 보이고 암으로 사망하는 원인 중 67% 까지 영양결핍과 면역력 저하로 야기된다는 통계에서 입증되고 있다.

항간에 암을 굶겨 죽여야 한다는 이론에 따라 아예 단식하는 경우들이 있는데 단식으로 암세포증식 및 성장률이 둔화되어 지지 않는다고 연구 결과들은 발표되고 있다.

■ 암 환자들에게 잦은 금식, 단식은 절대 금물이다.

　암 환자가 단백질과 같은 필수 영양공급을 중단할 경우 주변 세포들이 괴사 되는 확률이 높아지고 이로 인해 노출되는 죽은 세포 DNA 는 오히려 암세포가 전이되는데 필요한 연료로 활용되어진다고 한다.
　과잉 탄수화물의 공급, 특히 단당류의 경우 암세포성장을 도와주므로 다당류를 여러 번에 나눠 조금씩 섭취하는 것이 효과적이라 할 수 있다.

■ 특정 영양소들은 암 환자 식이요법에 반드시 필요하다.

　예를 들어 식물성 RNA, 불포화지방산, 아르기닌, 티로신, 페닐알라닌 각종 비타민들은 면역력증강, 고장 난 유전자 수리, 암세포경계강화등에 필수적인 역할들을 수행하는 것으로 알려져 있다. 따라서 특수 영양소들의 종류와 정확한 함량을 암 환자들은 공급 받을 필요가 있다.
　치료 및 전이억제 효과를 발휘하기 위해선 이런 특수 영양소들을 정상인이 필요로 하는 요구량(RDA)보다 무려 50~1000배 이상이 필요하다고 밝히고 있다.

◧ 암 환자는 일반적 식생활 방식만으로는 부족하다.

암 영양치료전문가들은 일반식생활을 통해서는 암 환자의 기능을 회복시키기 위해 특정 영양소들이 절대적으로 부족하므로 반드시 추가 공급을 시켜야 한다고 밝힌다.

이러한 특정 영양소 추가 공급은 암 환자의 생명연장(survival time)뿐만 아니라 삶의 질(Life Quality) 증가, 체중감소(Tumor cahexie)억제, 합병증 감소등에 커다란 개선효과가 있음을 주장한다.

암을 극복하기 위해서는

1. 혈액의 주성분 구성이 바꾸어져야 한다.
▶ 그러기 위해서는 철저하게 균형 잡힌 식생활과 암세포가 싫어하는 천연생리활성물질 다량섭취로 암세포물질대사 체계가 바뀌어져야 한다.

2. 체질의 산도가 바꾸어져야 한다.
▶ 그러기 위해서는 체질을 약 알칼리화 시킬 수 있는 물질 다량섭취로 서서히 알칼리체질로 바뀌어져야 한다.

3. 백혈구가 감지 할 수 있는 힘을 키워주는 특수영양관리를 해야 한다.
▶ 특히 암세포가 싫어할 수 있는 영양성분, 암세포를 억제할 수

있는 성분들의 영양물질들을 고 단위로 투여하여 면역증강 및 백혈구를 특히 강하게 할 수 있는 고용량의 영양물질로 영양관리를 해야 한다.

> "특히 백혈구가 강화되면 암 재발 및
> 전이를 억제할 수 있다."

영양관리와 영양치료는 내용이 다르다

　암영양요법과 면역요법은 그 내용과 범위가 매우 광범위하다. 대부분의 환자들은 영양요법을 단순히 보충해주는 개념으로 생각하는데, 예를 들어 비타민C를 100mg을 투여했을 때와 1000 ~10000mg을 투여했을 때 위암이나 대장암과 같은 암세포에 작용하는 효과는 매우 다르다고 전문가들은 말한다.

　또한 비타민A를 100 I.U를 투여할 경우 단순한 생리보강효과에 그치지만, 1만~10만 I.U를 투여할 경우 폐암 세포 증식 억제율이 상당히 크게 나타난다는 사실이다.

　또한 암세포전이를 막아내는 특정한 단백질을 공급시킬 때 암세포 뿌리를 잘라내는 효과가 나타나는 것이지, 막연하게 골고루 몸에 좋은 영양요법을 해봐야 전이나 재발을 막아주는데 전혀 도움을 주지 못한다.

　즉 암을 괴사 시키거나 암세포증식을 억제 시킬 수 있는 각각의 필요한 성분들마다 유효용량이 알맞게 투여되어질 때 비로소 치료효과 및 재발.전이억제 효과를 발휘할 수 있다는 것이다.

　이러한 큰 힘은 암특성에 맞지 않는 단순한 영양식, 채식위주의 식생활, 생식 같은 방법으로 도저히 도달하기 힘든 용량이라는 사실을 알아야 할 것이다.

　따라서 암치료 특성에 확실하게 부합되는 체계적이고 과학적인 특수 암 영양요법과 면역요법이 암환자들에게 절실히 필요한 것이다.

■ 암 환자에게는 단순한 생존연장보다 삶의 질이 더 중요하다고 한다.

Cancer Patients

Life Quality & Survival Time

(Gesellschaft fuer Biologische Krebs Abwehr, Jahres Zeitschrift, 1996, Germany)

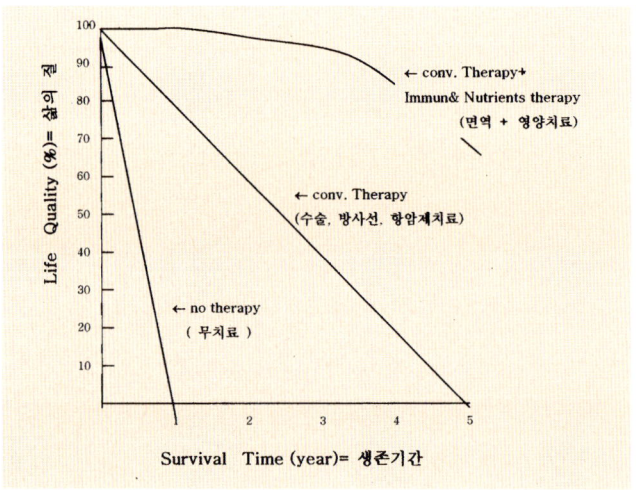

암발생후 아무런 치료를 안받으면 거의 1년 이내에 사망하는 반면 기존 현대의학적 치료가 가능할 경우 때론 5년이상도 생존할 수 있는 반면 삶의 질은 매우 좋지 않는 경우가 많다.

삶의 질을 향상시키고 생존기간도 연장할 수 있는 것은 기존 현대의학적 치료에 특수 영양·면역치료가 병용 될 때 가능하다고 밝히고 있다.

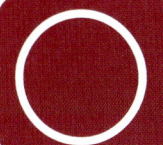

최옥병 박사의
암 정복 성공비결 10가지

1. 막힌 곳을 뚫어라.

물도 흐르지 않으면 고이게 되고 결국은 썩게된다.

암은 혈관의 흐름이 막힌 곳에서 발생되므로 신선한 공기를 투입시키고 썩은 염증을 가라앉히면 비로소 흐르게 된다.

즉, 운동을 통해 혈을 통하게 만들고 염증에 효과적인 천연 생리활성물질 복용으로 염증이 가라앉으면서 막힌 곳이 뚫리면 비로소 암세포증식이 멈추게 된다. 즉, 움직이면 살고 주저앉으면 살수 없다는 사실이다.

2. 눈먼 유전자를 깨워라.

인간이라면 누구나 자가 치유력을 갖고 있다. 즉, 인체에 생긴 암의 경우 면역세포들이 암세포를 감지 못하는데서 암 증식은 일어난다. 암세포가 암세포임을 감지시키는 표식인자를 TAA라고 하는데 (Tumor Associate Antigene), 암 세포마다 이 표식인자를 달수 있도록 세포물질대사 체계를 바꿔줘야 하는데 이때 필요한 것이 바로 영양을 통한 물질대사이다

이처럼 올바른 영양물질대사로 인해 유전자가 제 기능을 수행하고 이로 인해 이따금씩 관찰되는 스스로 완치되는 암 환자들이 생겨나는 것이다.

3. 면역을 최대로 강화시켜라.

면역은 모든 질병과 맞서 싸워 우리 몸을 지켜주는 수호신이다. 이런 면역기능에 문제가 생기면 갖가지 성인병들이 생기게 된다.

특히, 암은 면역세포기능이 무너질 때 비로소 발병되므로 암예방 및 암치료전·후로 면역을 최대한 활성화시켜야 한다.

활성면역은 올바른 식생활, 올바른 생활습관, 규칙적인 운동, 면역활성물질공급 등에 의해 이루어진다.

4. 체질을 바꿔라.

건강체질과 병체질이 있는 것은 이미 잘 아는 바이다.

병체질은 곧 인체의 PH가 어떻게 진행되느냐는 것이다. 즉, 산과 염기의 조화 , 세포 밖과 내부의 산도에 따라 체질이 구별되어 지는데 특히, 암체질은 세포내부에 산성물질이 과다하게 축적되어있는 특징이 있다.

따라서 세포내부를 산성화시키는 요인들을 찾아 제거 시켜야 하는데 이중 가장 중요한 것이 염기성 생리활성 물질을 다량 투입시키는 방법이다.

5. 독소 물질을 신속히 배출시켜라.

몸 안에 단백질, 지방, 분해물이 과잉으로 축적되면 혈액이 혼탁해지고 따라서 면역기능이 타격을 받는다. 또한 장에 숙변이 많이 끼어 있어도 암모니아성독소물질이 모든 장기 기능에 영향을 준다.

따라서 암 환자의 경우 신선한 야채와 유익한 미네랄, 비타민, 섬유질 보충으로 장과 혈액을 말끔히 씻어내야 몸 안에 생기가 돌고 면역력도 튼튼해진다.

6. 완전식과 자연식을 추구하라.

암 환자에게 일반식생활에서 너무 편협적인 식생활은 자칫 영양 불균형으로 오히려 암 치료에 도움이 안 되는 경우들이 종종 관찰되어진다.

완전식이란 몸에 필요한 다양한 영양성분들을 골고루 섭취하는 것이며 자연식은 천연 생리활성물질을 음식을 통해 다량 섭취한다는 의미다. 즉, 완벽한 식생활로 암을 얼마든지 무기력화 시킬 수 있다는 것이다.

7. 나만의 암 전문 주치의를 확보하라.

주변에 암전문의가 아닌 그 어떤 사람에게 나의 문제점을 얘기해 보면 의견이 모두가 제 각각임을 금방 알 수 있다. 또한 나를 검사하고 치료를 맡았던 의사만큼 나의 상황에 대해 정확히 아는 사람은 없다.

따라서 치료와 검사를 가장 정확히 책임져줄 나만의 주치의를 확보하는 것이 매우 중요하다. 이따금씩 주치의들 중엔 병원치료이외에 모든 것을 무조건 부정하는 경향이 있다.

특히 영양과 면역의 중요성, 효율적인 심리안정치료 마저도 의미를 두지 않는 경향이 있다.

8. 체온을 사랑하라.

암은 일명 냉병이라고도 한다. 몸이 차면 그 만큼 면역력은 떨어지게 되고 반면에 암세포증식은 활기를 띠게 된다. 하루에 아침·점심·저녁· 취침 전에 정해진 시간에 일주일 정도, 동일한 방식으로 체온을 재보라. 그리고 건강한 사람 체온과 비교를 해보면 암 환자 체온 곡선이 형편없이 낮고 뒤죽박죽인걸 금방 알 수 있다.

암 환자에게는 높은 체온은 문제가 없으나 낮은 체온은 인위적으로라도 올려야 암세포 증식을 억제시킬 수가 있다.

9. 사랑할 수 있는 대화의 상대자를 찾아라.

마음이 꽉 막힌 곳을 털어 내기 위해서 누군가가 옆에 있어 내 모든 걸 털어놓고 상의 할 수 있는 대화의 상대자가 필요한 것이다.

마음이 답답하고 걱정만 가득 차고 한숨반, 시름반으로 매일 지낸다면 내 몸 안의 모든 기능들(암을 이겨낼 수 있는)도 함께 막혀버린다. 머리가 개운할 정도로 늘 대화 할 수 있는 나의 가장 친한 대화의 벗을 꼭 하나는 만들어야 한다.

10. 내 몸을 최대한 아껴라.

머리에서 발끝까지 매일 같이 닦고 정돈하고 쓰다듬으며 내 몸 전체를 사랑하는 마음을 키워야 한다. 틈만 나면 내 몸을 보듬으며 사랑스런 대화를 하면서 내 안에 나쁜 세포들이 미안한 맘과 질투가 생길 정도로 내 몸을 아껴야 한다.

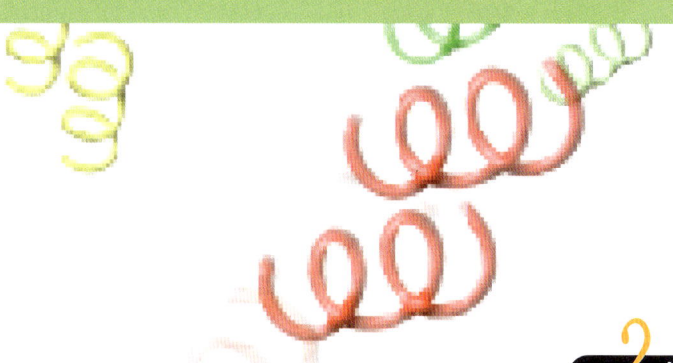

2부

암, 무엇이든지 물어보세요
Q & A

(독일 국립 암정보센타 자료 인용)

암, 무엇이든지 물어보세요

Q & A

▣ 암은 어떤 것인가?

　의학적으로는 외형적으로 나타나는 모습과 증세만으로 암을 규정하지만 내부학적으로는 세포 내 조직생리에 매우 민감한 변화로부터 시작되며 그 진행과정이 과학적으로 모두 밝혀 낼 수 없는 매우 복합적이면서 조직적으로 만들어 40억 만개의 세포 중에 분열, 성숙 과정에서의 유전자 콘트롤을 상실한 세포들에 의해 발병되어지는 어떤 사고에 의한 외상이라면 그 원인과 이유가 분명하지만 대부분의 암환자 등의 경우 자신도 알 수 없는 암 발생의 원인과 이유로 인해 때론 무척 당황스러워 한다.
　암은 또한 면역학적 질환이다. 암세포가 정상적이지 않은데도 눈먼 면역 세포들이 그를 감지하지 못하면 암은 더 커지고 퍼지며 자라게 된다.
　암 발생 제1위는 흡연이다. 흡연은 폐암 뿐만 아니라 구강암, 식도

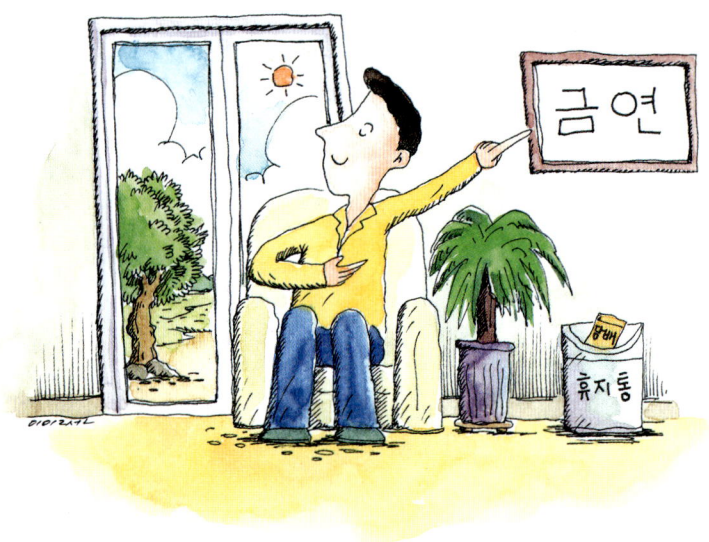

암, 위암, 신장암, 방광암, 발생과 매우 밀접한 관계가 있음을 전문 연구진들은 밝혀 내고 있다

◼ 암조기 진단은 필요한가요?

암치료의 기술이 발전하고 있어도 전체적인 암 환자치료 효율이 크게 향상되지 못하는 실정에서 암 조기 진단은 매우 중요한 의미를 갖는다. 예를 들어 대장 및 직장암, 피부암, 전립선암, 유방암, 자궁암, 난

축구통기둥

짧은 기둥에서 등봉기둥, 잠자리 기둥까지

값 12,000원

우리은행 1005-901-652842 (주)김경신만사

제품 주문하실 때 입금 후 주소와 성함, 수량 등을
010-5133-6077에 문자로 남겨주시면
택배로 보내드립니다. (배송비 무료)

김경신만사
www.kksm.co.kr

저자 김 진 수

- 매력있고
- 동아리하고
- 정조건 뭐기러뵤
- 월드컵 뭐기러뵤
- 현대, LG, 매우 등 프로감수
- 대전 시티즌 코치
- 월드컵 고등수 감독
- 청암FC 감독
- 충주대학, 목민대학등 감독
- 월제 양종FC 감독

소암 등은 조기 진단이 되어질 경우 매우 높은 완치효과를 볼 수 있고 그 밖에 암들도 조기에 발견할 경우 치료율 및 생존율이 훨씬 높고 길기 때문이다.

▣ 소아 백혈병이란?

15세 미만의 전체 암 중에 소아 백혈병으로 어린이에게 많이 발생되는 혈액암이다.
대부분이 급성 백혈병이고 만성 백혈병은 드물다.
급성백혈병 중에도 80%가 급성림파성 백혈병(ALL)이고, 나머지는 급성비림파성 백혈병(AML)이다.

▣ 소아백혈병 치료는?

1948년 이후 급성임파성 백혈병(ALL)은 항암요법과 방사선치료가 꾸준히 개발되어 약 70%정도 완치율을 나타내고 있다.
반면에 급성 비임파성 백혈병(AML)의 경우 약 50%정도의 완치율을 보여주고 있다.

■ **알코올과 간암 발생 어떤 관계인가?**

 한 두잔의 소주, 맥주, 와인은 암 발생의 직접적인 원인이 된다고 할 수는 없지만 폭주를 하는 경우(하루 소주 1병 이상, 맥주 2000CC 이상, 와인 4잔 이상) 식도암, 위암, 대장암, 간암, 발생률이 18배가 높

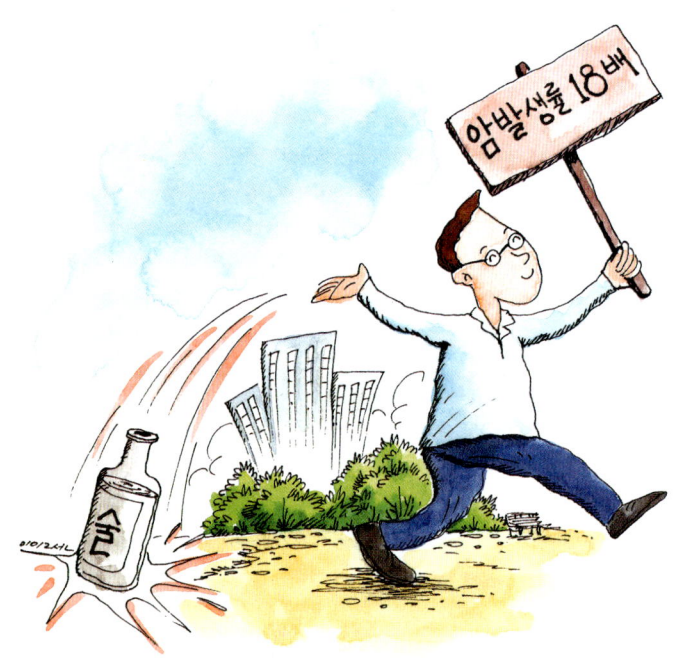

다고 한다.

과잉 알코올 공급은 간을 손상시키고 그 결과 간경화, 간암 발병률이 높아진다고 한다.

▣ 골수이식 치료(KMT) 란?

1970년 대경 처음으로 백혈병치료에 골수이식수술요법이 시행되어진 이래 매우 높은 완치율을 보이고 있다.

골수이식수술은 약 2개월정도의 입원기간이 필요하고 먼저 백혈병 암 환자의 골수를 기증 받아 새로 이식하게 된다.

진행과정은 먼저 약 10일에 걸쳐 항암제와 방사선으로 백혈병 암세포를 완전히 죽이고 골수제공자의 골수를 정맥혈관으로 투입 시킨 후 4~6주 기간동안 완전 무균실에서 새 골수가 안착 되어 성장되어 지는 숨막히는 기간이 필요하고 성공적으로 새 골수에서 백혈구 및 혈액 세포들이 만들어 지면 성공적이다 할 수 있다.

▣ 암치료 후 재발에 대한 걱정이 크다. 어떻게 해야 하나?

의학적으로는 1차 암치료 후 5년에서 10년까지 재발되지 않은 경우 완치 되었다고 판정한다. 그러나 드문 경우 10년~ 20년 후에도 재발되는 경우들이 나타난다.

이처럼 암치료 후 재발에 대한 걱정은 암환자들의 경우 대부분 큰 관심거리인데, 먼저 치료를 받은 병원에서 정기적으로 확인 검진(3개월에서 6개월, 1년 간격으로)을 받는 것이 중요하고, 한편 병원정기 검사는 확실한 이상징후를 검사상으로 확인 후에나 재발 여부를 알 수 있으므로 확인이 어려운 초기 재발상태는 늘 두렵게 만든다.

따라서 치료가 끝난 암환자의 경우(수술, 방사선, 항암치료) 비슷한 치료를 받은 환자 동료들로부터 다양한 정보를 입수하고, 걱정이 되는 확실한 원인을 놓고(예: 통증, 치료후유증, 가족 및 직장관계, 육체적 불편함, 정신적 두려움 및 소외, 불면증, 경제적 문제 등) 그에 관해 가장 가까운 전문가의 도움을 청하고, 최종적으로는 생활을 밝고 명랑하게 바꾸려 노력하고 특히 영양과 면역강화에 신경을 쓰는 노력이 필요할 것이다.

■ 어머니가 유방암에 걸려 나도 걸릴까 걱정이 많은데?

자동차를 타고 다니는 사람이 차를 탈 때마다 사고를 연상한다면 얼마나 차를 타는 것이 불안하고 걱정이 될까. 설령 어머니가 유방암에 걸렸다 해도 내가 유방암이나 기타 다른 암에 걸릴 수 있다고 늘 생각한다면 그렇게 괴로울 수가 없을 것이다.

하지만 유방암의 경우 유전적인 성향이 다른 암 보다 높게 나타나는 만큼 또한 전혀 무시하고 태연 할 수 만은 없을 것이다.

가장 중요한 것은 나 역시 암에 걸릴 것이라는 생각을 버리고 잊고 살수 있는 나만의 삶의 기쁨을 찾는 생활이 필요할 것이다. 이처럼 기쁜 생활의 활력소가 되어 줄 수 있는 것은 가정, 직장, 동료, 친구로

부터 쉽게 찾을 수 있고 그래도 걱정이 가시지 않는다면 가까운 암 전문가와 만나 상의해 보는 것이 좋다.

▣ 자궁경부암 조기발견은 어떻게 하나?

자궁체암과는 달리 자궁경부암(cervix carcinoma)은 20대에서 40대의 젊은 여성에게서 주로 발병되는 암으로 암 예후에도 매우 안 좋은 암 중의 하나다.

조기검사는 George papanicolao라는 미국 의학자에 의해 개발된 소위 자궁경부(입구)조직 검사(일명 pap-test)로 다른 암에 비해 매우 조기에 암을 발견 할 수 있는 장점이 있다. 이 pap-test는 염증인지 초기 암 증세, 진행된 암 인지를 비교적 정확히 (90%이상) 구별해 낼 수 있다.

따라서 20세가 넘은 여성들의 경우 1년에 1번 정도 자궁 경부암 조기검사를 받는 것이 좋고, 특히 자궁이나 난소쪽에 감염에 의한 염증, 물혹 등이 있는 사람은 1년에 2번 이상 암 조기 검사를 받으면 좋다고 한다.

▣ 햄오컬트테스트(haemoccult- test)란?

변 속에 혈액이 묻어 나오는가를 검사하는 방법으로 직장, 결장, 대장등에 암이 있는지 유.무를 확인할 수가 있다.

대장암 발병은 40세 이후에 급격히 증가되는 추세이고, 선진국들의 경우 가장 많이 발생되는 암 중에 하나이다.

위 검사방법을 통해 양성으로 판명 시 약 30% 정도가 대장암으로 판명되어지고 대장벽의 폴립에서 혈관이 터져 나오는 경우가 50~60%정도라고 한다.

▣ 암은 옮는가?

많은 사람들이 암 환자와 대화 뿐만 아니라 함께 식사하는 것마저도 꺼려 한다. 암이 혹시 옮지나 않을까 해서 인데 암은 신체적 접촉, 타액, 성교, 혈액, 소변 그 어떤 곳을 통해서도 옮기지 않는다. 즉, 암은 감기, 독감, 간염 같은 감염성 질병이 아니기 때문이다.

▣ 암 환자 치료에 온열요법은 도움이 되는가?

본래 암은 면역 세포들의 공격을 피하기 위해 체온을 떨어뜨리는 물질을 분비 시킨다고 한다. 따라서 암 세포가 성장하는 때는 체온이 대부분 정상체온(36.7 ℃)보다 낮아 몸이 차서 일명 암은 냉병이라고도 한다.

암전문가들은 암 환자들이 체온이 떨어지는 것은 암세포들이 면역세포들의 공격을 피하기 위해 특정 물질을 대량 방출시켜 뇌 신경중 체온을 조절하는 기능을 무기력화 시킨다고 한다.

따라서 암 환자들에게 체온을 높여 주면 그 만큼 백혈구 활동이 강해져 면역 세포들이 암세포를 공격할 확률이 높아진다는 것이다.

더더욱 암환자의 영양상태가 불량해지면 체온이 더 급격히 떨어지게 되는데 1960년대경 육종암 환자들이 병원에서 고열이 수반되는 감염으로 며칠씩 끙끙 앓고 나더니 암이 흔적도 없이 사라졌다는 보고를 알고 그 이후 암환자들에게 현대 의학적 암치료에 유럽의 경우 다양한 방법과 기술들이 개발되어 체계적으로 실시되고 있는 실정이다.

▣ 온열요법 치료는 어떻게 암세포를 죽게 하는가?

건강한 세포에 열이 전해지면 혈관을 통해 곧바로 빠져 나가도록 되어있어 세포내부는 항상 37℃를 넘지 않는다. 반면 암세포들이 뭉쳐 있는 부위는 혈관들이 정상적으로 형성되어 있지 않고, 세포벽도 열을 차단 시킬수 있도록 완벽한 구조가 안 만들어져 있어 열에 쉽게 손상을 받게 된다.

이런 원리에 입각해 열을 수반하는 박테리아, 식물성분, 동물 성분들을 주입시켜 체온이 39~40℃까지 상승되도록 하거나 최근에는 암 부위만 정확히 열을 가해 암세포를 괴사 시키는 다양한 치료 방법들이 있어 암 치료에 좋은 효과들이 있음이 알려지고 있다.

이러한 사실에 착안하여 최근 물리학적, 약물학적 온열치료 방식들이 암 치료에 광범위하게 적용되어 지고 있다.

▣ 어떤 온열요법 치료 방식들이 있는가?

온열 요법에 활용되는 방식들은
- 원적외선 A 파장을 이용한 OHT 방식
- 마이크로 파장을 이용한 THT 방식
- 특수용액을 이용한 ICHP 방식
- 원적외선 A·B·C 기타 파장을 이용한 GKHT 방식
- 특수 박테리아 식물, 사이토카인, 화학 물질들의 독성물질 주사액을 이용한 IHT방식들이 알려져 있다.

▣ 암 환자들에게 산소치료는 효과가 있는가?

의학적으로 암 치료에 산소를 집중적으로 투입 시킨 경우 직접적으로 암세포의 증식이 억제되거나 괴사 된다고 보고 되지는 않고 있다.

그러나 산소공급으로 면역기능이 활성화 되거나 환자의 일반 상태가 호전되어짐은 관찰되어 진다고 한다.

한편 일부 의료진들은 항암제나 방사선 치료 후 산소치료는 그 부작용들을 경감시키고 회복도 빠르다고 말한다.

산소 치료 시 너무 과다한 양이 투입될 경우 폐세포에 부종 혹은 호흡곤란과 같은 부작용들이 수반되므로 건강한 폐기능을 가지고 있는 사람에 한해서 조심스럽게 전문의의 지시에 따라 실시되어 져야 한다고 한다.

■ 석면은 왜 위험한 물질인가?

석면가루는 약 1000℃ 정도에서 녹는 미네랄 결정체로써 단열재, 수도관, 브레이크관, 배관, 보일러, 전열기, 석면판, 건자재 등 우리주변에 흔히 사용된다. 이런 석면가루를 많이 마시면 10년 정도의 잠복기를 거쳐 만성 폐질환 및 폐암발생으로 이어지는 것으로 알려져 있다.

석면 가루를 많이 흡입한 사람이 흡연까지 더해지면 폐암 발생율이 정상인 보다 100배 이상 훨씬 높아진다고 한다.

■ 자동차 매연이 암을 유발시키는가?

경유 휘발유를 사용하는 자동차 매연 속에는 불완전 연소 된 소위 PAK 물질 (polycyclic aromatic karbohydrate) 이 대량 방출되고 이 PAK 물질들 중에 암 유발을 강하게 야기시키는 물질로 벤조피렌을 꼽을 수 있다. 이 물질은 특히 휘발유 차보다 디젤(경유)차 매연에서 더 많이 발생되는 것으로 알려져 있다.

또한 주유소에 급유 시 발생되는 휘발유 냄새 중에도 이 PAK 물질들이 다량 함유 되어 있어 암을 유발시킬 수 있다고 한다.

이처럼 자동차 매연은 암을 강력히 유발시키므로 이미 선진국들의 경우 급유를 위한 고용인을 채용할 수 없도록 해 차주가 직접 급유함으로써 차주가 암 발생에 대한 책임을 지도록 하고 있다.

▣ 직장암, 대장암 어떤 것인가?

 인체의 장기 중 창자는 소장과 대장으로 구분되며 대장은 약1.8m 의 길이로 되어있고 대장 마지막 부분인 15~20cm 부위를 직장이라 한다.
 대부분의 암은 직장이나 대장에서 발생되고 소장에서는 극히 드물다. 보통 50세~70세 정도에서 많이 발생되며 채식주의자 보다 육식을

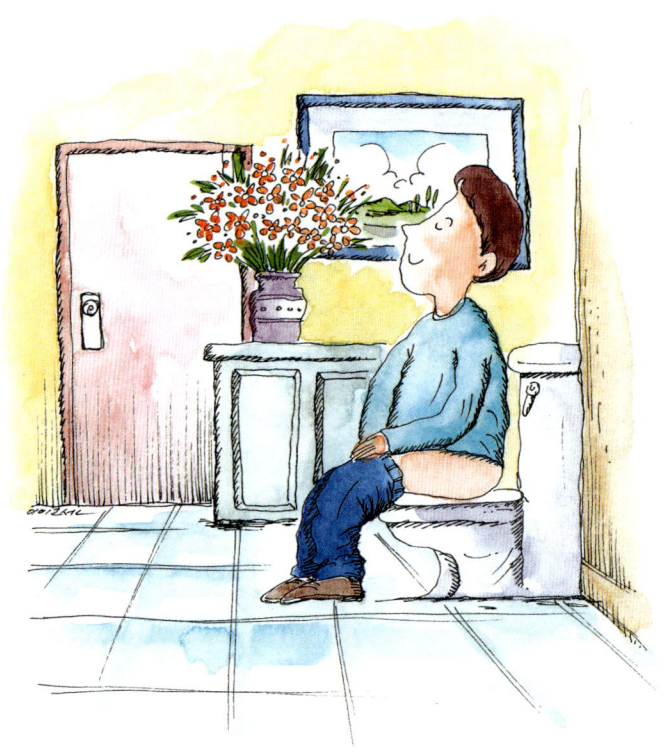

좋아하는 사람에게 훨씬 많이 발생된다고 한다.

직장·대장암 역시 유전적 경향이 큰 것으로 보고 되고 있고 (4배 정도) 발병이 적어도 10여년에 걸쳐 진행되어 오고 이미 장벽을 암세포가 뚫을 정도가 되었을 때 비로소 통증이나 혈변같은 자각증세를 느끼게 된다.

만성변비, 장염 등이 오래 될 경우 암이 된다고 한다.

▣ CT 검사란?

Computertomography(컴퓨터 토모그라피)의 약자로 X-Ray를 이용한 컴퓨터 단층 촬영을 말한다.

이 검사는 조직이나 장기를 일정한 간격으로(1cm 미만) 촬영하여 숨어있는 암이나 염증 같은 부위를 정확하게 찾아 내게 된다.

촬영은 보통 10층에서 50층까지 단계적으로 촬영되는데 한 층을 촬영 한다면 약 2rad 정도의 방사선이 몸에 가해지고 50층을 촬영한다면 약100rad 정도가 몸에 가해진다. 보통 이정도의 방사선 노출로 인체에 손상이 심하게 일어난다는 것은 아직까지 확인되고 있지 않다.

이 검사를 통해 인체의 세밀한 부위까지 암의 존재여부를 확인 할 수 있는 비교적 정밀 진단 검사 방법이다.

▣ 방광암 치료에 BCG 치료제는 효과적인가?

BCG 백신 치료제는 유일하게 방광암 수술 후 방광암 재발 억제용으로 사용되어지고 있다. 지금까지 통계에 의하면 재발 확률이 항암제 마이토 마이신(Mitomycin) 효과 만큼이나 상당히 떨어지는 것으로 알려져 있다.

BCG 치료는 최소한 6주 이상 걸리며 다른 면역 치료와 병용 시 그 효과는 더 높게 나타내고 있다.

부작용으로는 신경·근육경직 및 통증이 뒤따라 진통제 투여가 필요하고 고열, 전립선염, 관절염 등과 같은 부작용도 나타날 수 있다.

▣ 방광암 치료에 또 다른 치료제는 어떤 것 들이 있는가?

일반적으로 항암제 단독치료만으로 그 효과가 미미하므로 BCG같은 백신제로 방광 표면에 비특이적 면역력을 증강시키는 재발 억제 치료가 병용되어 실시되는데 BCG 이외에도 인터페론, 인터류킨 등의 물질들이 수술 후 시행되고, 최근 들어 천연물 속의 특정 펩타이드 물질들이 연구 진행되어지고 임상실험 단계에서 BCG 처럼 부작용 없이 좋은 효과들이 있음이 증명되고 있는 실정이다.

▣ Biopsie(조직생검)란?

생체 중 암으로 의심되는 부위를 작은 주사기 형태의 채취 기구를 통해 떼어내 암인지 아닌지를 확인하는 검사 방법이다.

주로 유방암, 위암, 갑상선암 등을 쉽게 검사할 수 있고 떼낸 조직을 염색 후, 현미경으로 관찰해서 판독한다. 큰 부작용이 없고 부분마취로 처리되는 이 검사는 판독결과가 매우 정확한 정조를 제공해 줌에 따라 암 치료에 매우 유익한 검사 방법이다.

항간에는 조직 채취과정에 출혈로 암이 퍼질 것이라는 논란들이 제기되고 있으나 실제적으로 조직 채취과정 중에 암이 퍼질 확률은 극히 예외적이라고 전문가들은 말한다.

▣ 혈액(blood)이란?

혈액은 성인의 경우 약 4~6 리터 정도가 온몸을 흐르며 갖가지 중요한 생명 기능들을 수행한다.

산소공급, 호르몬 공급, 영양분 공급, 기타 생리 활성 물질들을 각 조직·기관·장기 마다 공급해 주는데 특히 백혈구로 분류되는 인체 면역 세포들은 혈관 구성에 매우 중요한 역할을 수행한다.

적혈구는 산소공급을 주로 수행하는데 그 숫자는 혈액 1ml에 4백~6백만개 정도가 들어있고, 백혈구는 인체 면역기능을 담당하는 세포들로 혈액 1㎕에 5천~8천개 정도가 들어 있고 백혈구 숫자가 2000개 이하로 떨어지면 더 이상 면역기능을 수행할 수 없는 상태가 된다.

혈소판은 혈액응고 및 혈관구성에 핵심적인 역할을 수행하는 물질로 보통 혈액 1㎕ 속에 20만~ 30만개 정도가 들었다.

이처럼 적혈구, 백혈구, 혈소판은 1종류의 골수세포에서 모두 만들어지고 수명은 일주일에서 3개월정도 이므로 골수에서는 매일 새로운 혈액 세포들이 수천~ 수억 만개가 만들어지고 있는 셈이다.

■ 유방암 발병원인은?

주로 50대~ 60대 여성에게 많이 발병되고 발병은 유선이 있는 겨드랑이 쪽 부위에서 50%이상 나타난다.

유방암은 부인암 중 가장 흔하게 나타나는 암으로 한국의 경우 식생활이 서구화 되어짐에 따라 다른 암 보다 훨씬 증가되는 암 중에 하나다. 주로 여성호르몬 에스트로겐의 영향으로 많이 발생되고 유전적 성향이(약9배 이상) 큰 암이다.

최근 연구결과에 의하면 35세 이후에 출산 경험이 있는 여성은 유방암에 걸릴 확률이 3배나 높다고 한다. 예방 의학자들의 연구 통계를 보면 불균형 영양 섭취, 알코올, 고지방음식, 과체중 등을 유방암 발생과 밀접한 관계가 있다고 한다.

폐경기 여성들에게 있어 갱년기 장애나 골다공증 억제 치료로 호르몬 치료를 받는데 에스트로겐 투여는 유방암이나 자궁암 발생에 원인이 되는 것으로 알려져 있어 장기간 투여는 피하는 것이 좋으며 에스트로겐과 게스타겐을 병용해서 치료하는 것이 유방암이나 자궁암 발병을 예방할 수 있다고 한다.

▣ 항암제 치료는 어떤 것인가?

　항암제는 합성약품과 자연 추출물로 구별되며 사용목적은 암세포를 죽이는 약물이다.

　암세포를 죽이는 원리는 암세포가 분열 하는 과정에서 유전자를 합성하지 못하게 함으로써 딸세포를 만들지 못하게 하는 원리로 주로 수술만으로 암이 완전히 제거 되지 못할 경우라든가 수술 전 암크기를 줄이기 위해서, 그리고 수술 후 암이 재발되지 못하게, 또는 다른 곳으로 전이 되지 못하게 하는 목적으로 사용된다.

　특히 혈액암(백혈병, 림프종양)은 전신으로 빠르게 퍼지므로 수술이나 방사선 치료가 불가능하므로 항암제 치료를 한다.

▣ 항암제 치료는 어떻게 하는가?

　항암제 치료는 혈관으로 주입방법, 경구용 투약 방법들이 있는데 투약은 약20일 간격으로 10회에서 15회까지 실시되고 치료 환자상태 및 면역상태를 체크해서 이상 없을 때 실시된다.

▣ 항암제 어떤 부작용들이 나타나는가?

항암제로 인해 현재 몸 안에서 분열·성장되고 있는 대부분의 건강한 세포들이 공격을 받아 죽게 된다. 가장 큰 부작용으로는 혈액 골수 세포 괴사, 위·장벽 점막세포 괴사, 구토 및 구역질, 만성적피로감, 탈모, 식욕감퇴, 백혈구 감소, 폐기종, 생리중단, 신경불안 등과 같은 다양한 부작용들이 수반된다.

의학적 전문사후관리를 철저히 해서 부작용들이 경감되어 질 수 있도록 각별한 주의가 필요한 치료 방식인 만큼 환자에게도 어떤 부작용들이 있을 수 있는지 사전에 의사는 충분히 설명을 해서 환자와 함께 대처해 나갈 수 있도록 해야 할 것이다.

▣ 어떤 암들이 항암제 치료에 효과가 좋은가?

지금까지 백혈병, 림프종양, 고환암 들의 경우 매우 양호한 치료 효과들이 보고되고 있다. 특히 어린이 소아암들의 경우 항암제 치료가 비교적 좋은 것으로 나타나고 있고 유방암, 소세포성 폐암, 자궁 및 난소암들의 경우는 암 크기를 줄이는 효과가 있으며 비소세포성 폐암, 위암, 간암, 대장 및 직장암, 췌장암, 방광 및 신장암 등에서는 환자 마다 다르긴 하지만 전반적으로 그 치료효과가 매우 미미하다고 발표하고 있다.

■ 항암제 치료를 할 것인가 말것인가?

 항암제 치료는 환자 개개인의 특성에 따라 시행 되어져야 하므로 항암제 치료를 시행하는 의사나 환자는 득과 실을 놓고 신중하게 검토 해야 할 것이다.
 물론 수술이나 방사선 치료가 불가능한 경우나 암이 많이 퍼진 상태라면 현대 의학적으로는 항암제 치료 밖에 대안이 없지만 때론 환자의 심리적 상태와 건강상태를 감안해 치료에 임해야 할 것이다.
 이런 경우 항암제 치료는 완치 목적으로 시행되어지지 않기 때문에 암 환자의 생명 연장보다도 삶의 질이 좋아 질 수 있다고(예:통증경감) 확신이 있을 때 시행되어져야 할 곳이다.

■ 고농도 항암제 치료는 어떤 것인가?

 암이 발생한 부위가 어떤 특정 장기에 국한 되었을 경우(예:간) 직접 그 장기 입구 혈관에 고농도 항암제를(일반 투여량보다 2배~10배) 투입 시키고 빠져 나오지 못하도록 하면 암세포들을 훨씬 많이 괴사 시킬 수 있는 치료 방식이다.
 늑막암, 복수암, 유방암, 간암, 방광암, 팔다리에 생긴 피부암 등에 주로 사용되는 방식이다.
 이 치료방식은 일반 항암제 치료 때 전신으로 항암제를 퍼지게 하는 것 보다 국소적인 장기 부위에 국한 되므로 그 만큼 부작용은 적고 암 괴사율은 훨씬 높은 장점이 있다고 보고있다.

반면에 국소적 고농도 항암제 투여 치료는 매우 고난도의 경험과 기술이 요구되고 그 만큼 위험도가 높은 치료 방식이고 특히 간 색전술로 불리 우는 고농도 항암제 치료는 그 동안 치료 효과들이 그리 크게 나타나고 있지 않다고 보고 하고 있다.

▣ 다이옥신(Dioxin)이란?

일반 농가에서 흔히 사용되는 제초제, 산업체 굴뚝연기, 쓰레기 소각장, 비닐 및 플라스틱류 소각시 대량 방출되는 물질로 공기 중에 퍼져 토양, 공기 등에 오염되어 있다.

최근 연구 조사에 의하면 산모 모유 속에 일본, 미국인들 보다 200배~ 1000배 가까이 검출되어 뉴스에서 그 오염의 심각성이 보도되고 있다.

다이옥신은 매우 극미량만 몸에 유입이 되어도 암과 같은 무서운 질병들이 유발되어져 인간의 건강을 위협하는 무서운 물질이다. 특히 다이옥신은 인체 내에서 면역기능을 약화 시킬 뿐만 아니라 호르몬(내분비) 기능을 교란 시켜 인체 생리기능을 파괴시키는 물질로 알려져 있어 일명 환경호르몬 물질이라고도 칭한다.

▣ 유해한 전자파들이 암을 유발시키는가?

전자파는 인체가 염분과 물로 구성되어 몸에 곧바로 영향을 미치므로 어떤 형태로든 지속적인 전자파는 인체에 해로울 수 있다고 본다. 주변의 고압전류, 각종 전열기구, 컴퓨터등에서 다량의 전자파들이 방출되고, 최근 들어 핸드폰에서 발생되는 전자파가 인체 신경시스템에 많은 영향을 준다고 보고해 그 유해성의 논란이 계속되고 있다.

최근 들어 뇌암 발생과 전자파가 연관이 있다는 논문들이 발표되고 있다. 특히 어린아이들의 경우 강한 전자파에 노출 시 백혈병에 걸릴 확률이 높다고 한다.

■ 암환자의 영양치료가 중요한가?

성인암들의 대부분이 우리가 매일 섭취 하는 영양과 밀접한 연관을 갖고 있다고 한다. 즉, 좋지 못한 식생활을 통해 인체의 물질대사 전반에 걸쳐 문제가 발생되고 이러한 물질대사에 불균형은 암이 생겨나도록 유리하게 만들어지므로 암 환자에게 정상적인 물질대사가 진행될 수 있도록 특별한 영양섭취와 영양치료가 무엇보다 중요한 의미를 갖는다.

일반적으로 식사 때 마다 단백질 섭취는 10%정도, 지방 섭취는 10~20% 미만, 탄수화물이 60~70% 이상이 좋으며 음식물은 동물성, 식물성, 골고루 섭취 하는 것이 좋다고 한다.

영양을 통한 암치료는 전문가의 도움을 받아 개개인에 맞게, 그리고 암질환 특성에 맞게 적용되어져야 할 것이다.

▣ 암 환자들에게 생식은 도움이 되는가?

현재 출시되고 있는 생식의 종류들도 다양하고 용도들도 다양하게 공급되어지고 있다.

일반적으로 생식은 열을 가하지 않고 대부분의 곡물, 야채, 과일, 해산물 등을 영하 40℃에서 분말화 시켜 포장해서 만드는데 다양한 종류의 영양분을 섭취 할 수 있는 반면에 경우에 따라선 원료 품질들이 천차만별이라 믿지 못하는 부분도 있고 더더욱 유통을 평상시 실온에 장기간 유통시키므로 영하 40℃로 가공한 원료 성분들이 상당히 파괴 되어질 뿐 아니라 공기와 접촉되어 채소류 및 과일 성분들, 지방 성분들이 다량 산패가 일어날 수 있어 신선한 것을 그 때 그 때 복용하는 것 보다 오히려 좋지 않다고 선진국들의 경우 전문가들은 말하고 있다.

즉, 곡류를 제외하고 야채나 과일, 해산물 등은 원형 상태가 파괴되면 성분들을 보호하는 기능이 상실되어 쉽게 물질 변형이 초래되고 경우에 따라선 원치 않는 중간체 독성 성분들이 발생되어 질 수 있으므로 신선한 것들을 바로바로 섭취하는 것이 바람직하다고 한다.

▣ 식품 속의 농약 잔류 성분들이 암을 유발시키는가?

농산물 제조에 활용되는 농약의 종류들이 2000여가지가 넘는다고 한다.

대부분의 농약 성분들이 인체에 유해하고 그 중 상당수는 암을 유발시킬 수 있는 것으로 알려지고 있다. 따라서 저 농약 공법, 혹은 무 농약 공법으로 재배한 곡물·야채류들이 인체에 유익할 뿐만 아니라 야채나 과일은 반드시 깨끗이 씻어 섭취하는 것이 중요하다.

▣ 암환자는 왜 체중이 빠지나?

암이 한창 진행될 때는 체중이 한 달만에도 10Kg 이상씩 빠지는 경우들을 볼 수 있다.

암세포가 증식할 때는 암세포들이 입맛을 떨구게 하고 갑자기 평상시 좋아하던 음식에 거부감이 들게 만들기도 하고 몸 안에 물질대사 체계가 바뀌어짐으로 인해 영양 이용율이 급격히 감소하게 되어 결국 영양실조 상태에 빠지기 쉽다. 이처럼 영양실조가 장기화 되면 체력이 떨어지고 면역력이 저하되면서 인체 생리활동 전반에 걸쳐 약화되는 경향이 있다.

따라서 암 환자의 체중감소가 지속적으로 되지않도록 암 환자 특별 영양치료를 강구해야 의학적 치료 효과도 장기화 되어 질 수 있다.

▣ 항암제 치료나 방사선 치료 후 왜 입맛이 없고 체중이 빠지나?

항암제 약물 성분 중에는 구토, 구역질을 자극시키는 작용을 하거나 식욕을 억제 시키는 작용을 하고 특히 식도나 위에 염증 증세가 있을 경우 염증을 악화시켜 위통을 유발시키는 현상들이 있다.

대장이나 소장 벽에서도 이와 유사한 현상들이 나타나 음식물 이용 및 흡수 기능들이 떨어지게 된다.

방사선이 쬐인 부위 역시 음식물에 대한 민감한 반응을 야기 시켜 쉽게 구토, 구역질, 설사 등을 유발시키게 된다.

이러한 원인들에 의해 항암제나 방사선 치료 후에 체중이 빠지게 된다.

■ 항암제나 방사선 치료를 받은 환자는 왜 특별히 영양에 신경 써야 하나?

식욕억제 및 구토, 구역질 증세로 한동안 식사를 제대로 못할 경우 체력은 급격히 소모되고 체내 저항력이 급격히 감소하게 된다.

따라서 항암제나 방사선 치료 전에도 무겁고 힘든 치료에 앞서 체력 보강이 전문적으로 실시 되어야 그 후유증도 적을 뿐만 아니라 특히 항암제나 방사선 치료 후에 전문적 영양관리는 그 치료 효과를 극대화 시키기 위해서라도 선진국들의 암 치료에는 반드시 전문적 영양 면역관리를 체계적으로 실시하고 있다.

영양,면역관리가 체계적으로 실시되지 않을 경우 항암제, 방사선 치료 후유증으로 경우에 따라서는 생명이 위태로운 상황이 종종 발생 되기도 한다.

따라서 음식물 삼키기도 어려운 환자에겐 영양 주사제 형태로 영양 공급을 시키고(예:식도암, 구강암 환자), 음식물을 삼킬 수 있는 사람은 삼키기 쉬운 다양한 생리 활성 물질들이 포함된 특수 영양 식품들을 규칙적으로 섭취하며 식생활에 있어서 암 환자의 영양요법에 맞게 균형 잡힌 식생활이 바람직하다.

▣ 암 치료에 호르몬 요법이란?

일정한 종류의 호르몬(예 : 여성 에스트로겐, 남성안드로겐)은 비정상적인 암세포 증식(예 : 난소암, 자궁암, 유방암, 전립선암 등)에 관여한다.

따라서 이러한 호르몬 들을 불활성화 시키는 반대 혹은 억제 호르몬을 투입 시켜 암세포 발생 및 증식을 억제 시키려는 목적으로 시행하는 것을 호르몬 치료라 한다.

▣ 암 환자의 호르몬 치료는 어떤 부작용이 있는가?

여성에겐 남성 호르몬을, 남성에겐 여성호르몬을 투입하는데 이럴 경우 여성 및 남성 암 환자에겐 공통적으로 갱년기 증세가 나타나고, 또한 불면증, 식은땀, 두통 등도 흔히 나타난다.

또한 부종 및 체중증가, 골수손상, 점막세포 조직손상 현상들도 이따금씩 관찰된다.

▣ 호르몬 치료는 효과적인가?

위와 같은 호르몬 치료는 일반적으로 수술 후 재발 및 전이 확률을 낮춘다고 알려져 있고 완벽한 치료는 기대하기 힘들 다고 한다.
경우에 따라서는 호르몬 치료에도 암세포가 상관없이 증식되는 상황도 발생 되어진다.

▣ 암 환자의 면역강화는 왜 필요한가?

암 발생과 암세포성장은 인체 면역기능과 밀접한 관계가 있다고 학자들은 말한다. 즉, 면역기능이 약화되면 암세포 발생이 수월해질 뿐만 아니라 확산도 빠르다는 것이다.
현대의학적 암 치료가 90년대 까지는 수술, 방사선, 항암제 치료에 전적으로 의존해 오다가 그 한계점에 부딪치자 2000년대부터는 면역학적 암 치료의 새로운 장을 열게 되었다.
암과 싸우는 면역 세포들은 약 10^{12}개가 넘는 숫자들이 참여하고 이 중 10% 정도가 매일 새로 바뀌어나가며 면역 세포들의 무게만도 2.3 kg이 넘는다고 한다.
만일 이런 면역 세포들이 제 기능을 수행하지 못할 경우 암도 만들어지고 만들어진 암세포가 무방비 상태로 증식하게 된다고 한다.

▣ 면역강화는 어떻게 할 수 있는가?

　면역기능을 강화시켜주기 위해선 일단 골수 기능이 되살아 나야 한다. 또한 골수에서 만들어진 백혈구 모세포들이 분화되어 질 수 있는 기능이 좋아야 한다. 이처럼 골수기능, 분화기능이 되살아 나려면 가장 중요한 것이 영양이다.
　즉, 면역기능을 강화시킬 수 있는 암 환자 특수 영양치료가 필요한 것이다.

▣ 면역 기능 강화용 특수영양성분은 어떤 것 들일까?

　단백질, 지방, 탄수화물 종류들이 골고루 섭취되어야 하며 특히 생리활성기능을 갖는 천연 약용식물, 각종 미네랄, 비타민이 풍부한 식생활이 중요하다.
　예를 들면 위암 환자들의 경우 유산균과 비타민C가 풍부한 영양, 폐암 환자의 경우 베타 카로틴과 비타민A가, 유방암 환자의 경우 셀레늄과 비타민E가, 대장암 환자의 경우 비타민C와 식물성 섬유질 등과 같이 암 특성에 맞게 면역력을 높여줄 수 있는 면역영양치료 관리가 암 환자들에게 필요하다.
　따라서 암 특성에 맞는 특수 면역 강화용 영양 성분들에 관해 전문가와 상의해 프로그램을 잘 세워 사후 관리를 하는 것이 중요하다.

▣ 잘못된 영양은 어떤 암 발생을 촉진시키는가?

칼로리과잉공급은 자궁암과 담낭암을, 변질된 곡물 및 콩과류는 간암을, 염지 시킨 생선류는 구강 및 비인강암을, 튀김류 오일은 대장암 및 유방암을, 훈연 시킨 고기류는 위암을 촉진시킬 수 있다고 한다.

▣ 폐암은 어떻게 발생되는가?

폐암발생요인을 분석한 통계를 보면 흡연으로 85%, 환경오염물질로 5%, 석면 및 중금속오염으로 8% 기타 영양, 방사선, 유전요인으로 2%정도 라고 한다.

이처럼 흡연에 의해 대부분의 폐암이 발생되는 만큼 담배를 끊는 것이 흡연 예방의 지름길이다.

이따금씩 세계적인 장수마을을 찾아 예방 의학자들이 조사해 본 결과를 보면 100세 이상 장수하는 사람들 상당수가 담배를 상당히 오랜 기간 피우는 것으로 알려져 있어 우리를 혼란스럽게 만들기도 하는데 이곳 장수 마을 노인들은 암 발생을 억제 시킬 수 있는 대체 영양 식품과 환경을 갖고 있을 것으로 과학자들은 말한다. 그 중에서도 항산화 기능을 갖는 천연 생리활성물질 및 비타민 다량 섭취가 장수마을 노인들의 암 발생을 억제 할 것으로 추측되어진다.

▣ 암이 전이 된다는 것은 무엇을 말하는가?

암세포의 원 발생지를 떠나 혈관이나 점액, 복수 등을 타고 멀리 떨어진 장기로 번져 제2장소에서 계속 암이 커가는 것을 전이 된다고 한다.

암이 전이된다는 것은 매우 복잡한 과정을 통해 진행된다.

암 전이가 없는 상태에선 원 발생지 암만 수술로 제거 하면 100% 완치가 되지만 대부분의 암 환자들은 이미 암을 발견 했을 때 이미 전이가 된 상태에서 발견되어진다.

현대 의학적으로 암 전이를 억제 시킬 수 있는 방법은 매우 희박하다. 따라서 암 환자, 특히 1차 수술이나 기타 치료 후 몸의 면역기능을 최대한 정상화 시켜 면역 세포들로 하여금 더 이상 전이되는 것을 막는 것이 최상의 방법이다 할 수 있다.

▣ 겨우살이(미스텔)가 암 치료에 효과가 있는가?

지금까지 연구결과에 의하면 겨우살이 단독 제제만으로 암 치료 효과가 있다고 밝혀진 임상 연구결과는 없고 특히 전이되는 암이나 재발되는 암을 직접적으로 억제 시켜 준다는 효과는 현대의학적으로 밝혀진바 없다. 1920년 안트로포소피 창시자인 루돌프 스타인에 의해 비슷한 형상의 물질은 그와 비슷한 유형의 질병치료에 효과적 일 것이라는 추측 하에 시도되는 치료의 한 방법으로 독일 중심으로 안트로포소피 의학 동호인들 사이에서 많이 시행되어지고 있다.

▣ 어떤 경우에 겨우살이 치료 제를 사용하는가?

 암 환자가 '수술이나 방사선, 항암제 치료가 불가능하다' 판정된 경우와 방사선, 항암제 치료 전,후로 병용 치료해 부작용을 경감시키고자 할 때 주로 사용되는데 주로 현대 의학적에서는 크게 인정 받지 않으나 자연과 우주의 섭리와 이치를 추구하는 안트로포소피 마인드를 갖고 있는 일부 병원 의사들에 의해 현대의학적 암치료후 부작용을 경감시키거나 통증완화 목적으로 부분적으로 활용되어지므로 이러한 미스텔 치료만 믿고 현대의학적 치료를 무시해서는 큰 낭패를 볼수있다고 전문가들은 말한다.

▣ 겨우살이 치료제는 어떤 부작용이 있나?

 고열이나 몸살, 감기 기운이 있는 환자, 폐렴이나 천식 같은 알러지 질환 환자들은 사용을 금하고 있다. 주사제 형태로 근육 주사나 혈관 주사 형태로 투입하는데 주사부위가 부풀어 오르거나 오한이 발생되기도 하고 고열을 수반 할 수 있어 치료 후 상태를 잘 점검해야 한다.

▣ 겨우살이 어떤 성분들이 효과적일까?

 임상연구가 아닌 실험실 연구 결과들을 보면 겨우살이 제제는 인체 면역 세포들의 비 특이적 면역력을 높여주는데 이런 효과는 주로 겨우살이 제제 속의 렉틴이라는 성분에 의해 주로 나타나는 것으로 밝혀지고 있다. 이 렉틴 성분은 열에 매우 약해 겨우살이를 한약처럼 끓여 복용할 경우 암 환자에게 크게 도움이 안 된다고 한다.

■ 약용 식물체 속의 특정 성분들은 면역력 강화에 효과가 있는가?

약용 식물체 중에 특히 면역기능을 조절, 강화 시키는 성분들이 있는데 어떠한 경우라도 이러한 성분들만으로 암이 치료될 것이라고 기대 해서 중요한 검사나 치료 계획을 무시해서는 안 된다. 현대의학적 암 치료 효과가 미미 하다 보니 암 환자들이 용하다는 곳마다 찾아 다니며 잘못된 방법에 빠져 헛수고만 하는 경우가 비일 비재 하므로 반드시 전문지식과 학술적인 근거를 두지 않는 제제나 방법에 현혹되지 않도록 주의해야 할 것이다.

■ 피임약 복용은 암을 유발시키는가?

60년대 피임약이 보급되면서 호르몬 성분이 들은 피임제는 특정한 암 발생과 관계가 있을 것으로 전문가들은 내다본다.
특히 여성 자궁 및 난소암, 유방암, 간암 등은 피임약을 장기간 복용 시 그 발병율이 높아진다고 말한다.
또한 장기간 피임약을 복용 시 혈액 응고장애, 동맥혈관축소, 심장

마비, 폐기종, 뇌출혈 등과 같은 문제점들이 생기고 특히 흡연여성, 35세이후 여성, 과 체중 여성, 고혈압이나 당뇨병 여성들의 경우 피임약 장기복용은 훨씬 위험하다고 한다.

▣ 전립선은 어떤 것인가?

전립선은 방광 끝 요도가 시작되는 양편에 밤송이 만하게 있는 기관으로 직장에 손가락을 넣어 만져 질 수도 있으며 정자를 성숙 시키는 정액을 분비 시키는 기관이다. 이 전립선에 염증이 생기면 부어 올라 요도와 방광을 자극시키며 통증도 수반된다. 남성들이 나이가 들면 전립선이 부어 오르는 경우가 자주 발생되고 이로 인해 요도가 좁아 지면서 소변보기가 힘들고 소변도 시원하게 나오지 않는다.

▣ 전립선 암은 어떤 것 인가?

전립선에 암이 발생되는 것은 남성 호르몬 테스토스테린의 과다분비와 만성 염증이 겹쳐 생겨나는 것으로 알려져 있다. 이런 전립선암은 채식위주보다 육식위주의 식생활로 더 많이 생긴다고 하며 치료는 수술, 방사선, 호르몬 치료 요법들이 시행되어진다. 항암제 치료는 암 크기는 줄이지만 항암제에 민감치 않는 경우 큰 효과가 기대 되지는 않는다고 한다.

▣ 암 발생과 심리 상태는 연관성이 있는가?

심리적으로 큰 걱정이나 우울한 경우, 마음 걱정이 클 경우 몸 안에 면역기능은 자동적으로 떨어지고 답즙산 분비가 원활하지 않아 엉키고 혈액이 탁해짐으로써 병균 감염도 쉽게 되고 암세포 발생도 촉진된다고 전문가들을 말한다.

따라서 평상시 밝고 희망적으로 사는 방법을 터득하는 것이 중요하고 특히 암 환자들의 경우 심리적으로 기분과 감정을 밝고 유쾌하게 만들 수 있는 전문가의 도움이 필요하며 근래에 들어 이런 치료들이 (Psychooncology) 각광을 받고 있다.

▣ 흡연은 어떤 암을 유발하는가?

현대 선진국(미국, 독일, 일본등)에서는 전체 사망 인구 중 85%가 흡연에 의해 발생된다고 할 정도로 흡연은 암 발생과 밀접한 관계가 있다는 것이 밝혀지고 있다. 특히 한국의 경우 흡연 인구 비율이 선진국에 비해 거의 두 배 가깝다고 한다. 이런 흡연 추세 라면 한국인의 사망 원인1위인 암 발생의 주범도 흡연일 것이고 전체 사망원인의 90%이상을 차지한다고 해도 과언이 아닐 것이다.

지금까지 연구결과에 의하면 흡연으로 폐암, 구강암, 비인강암, 식도암, 위암, 췌장암, 방광암, 신장암 등이 직접적으로 발생되는 것으로 알려져 있고 흡연으로 인해 전체 암의 2/3가 발생된다고 할 정도이다.

▣ 암을 유발시키는 물질은 어떻게 분류하는가?

 외적인 요인에 의해 암 유발을 촉진시키는 물질을 크게 3가지로 나눈다. 첫째 각종 합성 화학물질류, 둘째 자외선이나 방사선, 셋째 특정 박테리아와 바이러스, 이 밖에 생활습관이나 음식물, 환경 등도 외적으로 암을 유발시키는 커다란 요인으로 작용한다.

▣ 암은 통증이 왜 심할까?

 암을 조기에 발견해 깨끗이 수술로 제거 하면 통증도 없이 높은 완치율을 보이는 반면에 대부분의 암들이 말기에 발견되어 수술도 불가능하고 항암제, 방사선 치료도 크게 효과를 보지 못한다.
 암세포는 신경이 예민하게 얽힌 부위에 주로 발생되는 관계로 신경이 조금만 자극을 받아도 통증이 쉽게 유발 되어 진다.
 통증이 심하게 유발되는 암들을 보면 췌장암의 경우 심한 복통이 따르고 위암도 말기에 통증이 심한 편이며 특히 뼈로 전이가 될 경우 뼈 주변 신경자극이 심해 많은 통증이 따른다.
 통증이 유발되는 원인들은 매우 다양한 관계로 통증관리 및 치료도 각 통증의 특성에 맞게 처리되어야 한다. 또한 수술 및 방사선 치료 후유증에 따른 통증도 발생되어질 수 있다. 또한 통증은 불면증, 두려움, 걱정, 외로움 등과 같은 심리적 요인에 의해 더 심해 질 수 있다고 한다.

▣ 통증 치료 및 관리는 어떻게 해야 하나?

통증치료에 앞서 전문의는 통증원인을 정확히 찾아 내야 할 것이다. 즉, 통증기간, 강도, 통증위치, 통증상태 등을 정확히 파악한 후 진통제 투여를 결정하여 진통제는 알약형태, 좌약형태, 주사제 형태로 환자에게 맞게 투약하고 통증이 몹시 심한 경우 지속적인 진통제(예: 모르핀)를 혈관에 투약하거나 전자침을 통한 파스형태의 치료 방식도 효과적이다.

진통제 부작용은 일반적으로 위와 장 기능이 안 좋아지는 것 이외에 모르핀 부작용으로는 입맛이 없거나 변비 등이 생길 수 있다.

▣ 방사선 치료는 어떤 것 인가?

방사선이라는 빛의 에너지를 암이 생긴 부위에 쏘아 암세포를 괴사시키는 치료를 말한다.

방사선의 종류는 전자파, 코발트, 라듐 등과 같은 종류들이고 치료 간격과 양은 암 종류에 따라 다르게 적용한다.

보통 일주일에 4~5회 실시하고 많게는 25~35회 정도를 실시한다. 치료에 앞서 환자의 상태 및 백혈구 기능을 체크 해야 한다.

방사선 치료는 건강한 세포나 암세포 모두를 공격하는데 손상된 건강한 세포는 비교적 빠르게 재생되거나 복원되어 지기도 하지만 때로는 그 후유증이 상당히 오래 가는 경우도 있다.

▣ 종양 표식 인자(Tumor- Marker)란 무엇인가?

어떤 특정 암은 혈액학적 검사상 특정 표식 인자를 나타낸다. 이 표식 인자의 유무로 어떤 암이 증식하는지를 알아내는 검사로 대부분 암 환자들에게 실시한다. 이 표식 인자 검사는 암 조기진단으로 결과를 짓기는 어려우나 다른 여러 가지 검사와 더불어 병용해 시행되어지고 암 치료 후 사후 관리 기간에 암이 재발되었는지, 더 자라고 있는지를 체크 해 보는 방법으로 많이 활용되어진다. 암 치료 후 3개월에 한번씩 2년 동안 체크 해 보는 것이 좋고 그 후로는 6개월에 한번씩 한다.

▣ 중요한 표식 인자는 어떤 것들이 있는가?

CEA 는 정상치가 3 ng/ml 이하이고 대장 및 직장 암에 활용
TPA 는 정상치가 80~120 Units/ L 이하이고 방광암에 활용
SCC 는 정상치가 2~2.5 ng/ml 이하이고 자궁경부 암 진단에 활용
CA15-3은 정상치가 20~30 Units/L 이하이고 유방암 진단에 활용
CA125 는 정상치가 35 Units/L 이하고 난소암 진단에 활용
CA19-9는 정상치가 37 Units/ml 이하이고 췌장암 진단에 활용
AFP는 정상치가 15 ng/ml 이하이고 간암 및 고환암 진단에 활용
HCG는 정상치가 5 mUnite/ml 이하이고 chorion 암 진단에 활용
PAP는 정상치가 3.4 ng/ml 이하이고 전립선 암진단에 활용
PSA는 정상치가 3 ng/ml 이하이고 전립선 암 진단에 활용

항암제 치료 약물이 또 다른 암을 유발시키는가?

　항암제는 암세포를 파괴시키는 독성을 띤 약물로 특히 알킬계열의 항암제는 제2의 암세포를 만들어 낼 수 있다고 전문가들은 말한다. 지금까지 알려진 바에 의하면 항암제 치료를 받아 제2의 암이 만들어지기 전에 이미 거의 사망하므로 그 정확한 통계는 알 수 없으나 보통 15%정도에서 항암제로 인한 제2의 암이 발생되어지는 것으로 보고되고 있다.

상황버섯이 암 치료에 효과가 있는가?

　상황버섯 추출 액이 실험실 시험에서는 암세포 성장 억제율이 부분적으로 밝혀지긴 했으나 인체를 대상으로 한 임상실험이 지금까지 단독으로 암 치료에 효과가 있다고 의학적으로 명확하게 밝혀진 것은 없다.
　간혹 상황버섯을 장기간 달여 복용한 사람들이 암이 나았다는 소문에 많은 환자들이 상황버섯이 암 특효약이나 되는 것처럼 복용하면서 중요한 현대의학적 치료시기를 놓치는 안타까운 상황들이 생겨서는 안될 것으로 본다. 상황버섯 속의 항산화 물질, 비특이적 면역 강화 물질들은 간접적으로 암이 생기는 것을 부분적으로 막을 수는 있겠으나 현재 암이 진행되고 있는 암 환자들에게는 암이 자랄 수 없게 막기에는 그 힘이 턱없이 부족할 것이다.
　상황버섯과 같은 유사한 종류만도 수십 여가지고 중국이나 북한산이라 하여 모양만 상황버섯처럼 생긴 가짜 상황 버섯들이 대량으로 유통되어지고 있다고 한다.

▣ 운지, 표고, 영지 버섯은 암 치료효과가 있는가?

운지 버섯은 몸 안에 독소물질 배출에 효과가 있고, 표고버섯은 위와 장 기능을 튼튼하게 만들며 영지버섯은 항산화 효과 및 해독기능이 좋은 것으로 알려져 있으나, 이러한 버섯으로 암이 치료된다는 것은 임상의학적으로 밝혀진 바가 없다.

하지만 암 환자의 사후 건강관리나 비특이적 면역력 증강에 도움이 될 수 있으므로 치료제가 아닌 사후 건강관리 목적으로 활용하는 것이 바람직하다 할 수 있겠다.

▣ 아가리쿠스 버섯은 암 치료에 도움이 되는가?

아가리쿠스 버섯 자실 체내의 미네랄, 다당류 계열의 물질들이 체력 보강에 부분적으로 효과적이라 할 수 있으나 역시 암 환자의 경우 암 치료에 효과적일 것이라는 것은 현대 임상의학적으로 명확히 규명되어진 바는 없다.

일본에서 많이 활용되어 한국까지 알려진 이 버섯은 우리가 매일 섭취하는 보통 버섯류(영지. 운지. 상황)와 인체에 작용되는 면은 큰 차이가 없다고 본다.

상황버섯과 마찬가지로 이 버섯 단독으로 암이 치료가 되거나 전이, 재발 억제가 될 수 있을 거라는 희망을 갖고 현대 의학적 치료를 무시 해서는 큰 낭패를 볼 수 있으므로 사후 관리용으로 활용하는 것이 바람직하다.

▣ 레트릴(비타민 B-17)은 암 치료에 효과적인가?

미국 국경을 중심으로 한 멕시코 지역 한 작은 대체의학 병원에서 이 물질을 개발해 암 환자에게 치료하면서 알려진 물질이다.

이 물질에 대한 소문이 나자 미국의학계에서는 이 물질이 암 치료 효과가 있는가를 다각적으로 연구한 결과 그 치료 효과는 아직까지 밝혀지지 않고 있다. 아직 국내외적으로 정통 임상의학적으로 레트릴이 암 치료에 탁월하다는 그 어떤 연구 결과 들도 밝혀지지 않았기 때문에 섣불리 이 치료방법을 사용할 시 부작용이 따를 수도 있다. 그러므로 이 치료를 하는 문제는 담당전문의와 상의를 해 보는 것이 바람직 할 것이다.

▣ 인삼은 암 환자에게 좋은가?

인삼 속에 암세포를 직접적으로 공격해 괴사 시키는 물질은 아직 밝혀진 것이 없다. 그러나 인삼속의 다당체, 사포닌, 알카로이드, 미네랄과 비타민 등이 풍부해 암 환자의 쇠진한 체력을 보강시키거나 체내 대사활동을 강화시켜 주며 여러 가지 독성 물질들을 분해 시키는 효능들이 많이 연구되어 밝혀지고 있다.

　최근에는 인삼 속 알카로이드 성분을 강화시킨 제제들이 개발되어지고 있으나 암 치료에 직접적 효과가 있다고 임상의학적으로 밝혀진 것은 없으므로 사후 관리용도로 체력과 면역력을 강화 시키는 목적과 방사선, 항암제, 치료 후 부작용 경감 및 회복을 위한 용도로 활용되는 것이 바람직하다 하겠다.

▣ 게르마늄이 암 치료에 효과적인가?

　게르마늄은 물질구조 특성상 산소와 잘 결합되는 특성을 갖는다.
　따라서 산소를 공급시키는 미네랄로 알려져 있다.
　이러한 미네랄은 인삼, 도라지, 더덕류 속에 많이 포함되어 있고 야채, 곡물류에도 조금씩 들어있다. 세포조직에 산소를 많이 공급시켜 세포 호흡체계를 강화 시켜 대사활동을 강화 시킬 수 있다고 이론적으로 알려져 있지만 이 물질 단독적으로 암이 치료 될 수 있다고 보는 데는 회의적이라고 할 수 있다. 또한 너무 과다 복용 시 신경장애 및 세포 독성이 유발되어 질 수 있다고 한다.

▣ 주목나무가 암치료에 효과적인가?

　주목나무껍질에서 탁솔(Taxol)이라는 물질이 암 치료에 이용되어

지면서 의학계에 많은 관심을 끌었었다. 이 물질은 특히 유방암, 난소암에 항암제나 방사선 치료효과가 없을 때 주로 활용되는데 그 부작용 또한 매우 심각해 엄격한 의사의 통제 하에 시행되어진다.

탁솔은 세포 분열 시 방추사가 형성되는 것을 차단시켜 분열을 하지 못하도록 하는데 암 세포뿐만 아니라 정상세포 분열도 차단되는 경우가 발생되어진다. 이로 인해 정상 세포들이 심한 타격을 받는 부작용이 생겨난다.

이런 탁솔 물질이 암 치료에 활용된다고 알려진 후 항간에는 주목나무 잎이나 열매를 달여 암 환자들이 복용하는 경우들이 있다고 하는데 이런 방식으로는 암 치료에 전혀 도움이 안 된다고 말한다.

■ 느릅 나무가 암 치료에 효과적인가?

느릅 나무는 수피에 다량의 점액을 함유하고 있는 활엽교목으로 당느릅, 참느릅등 다양한 종류가 있고 한방에서는 신경완화, 수분조절, 이뇨제로 활용되고 있다. 이 나무를 끓여 보리차 대용으로 암 환자들이 많이 마시는데 암 치료에 직접적인 효과가 있다고 알려진 바는 없다.

■ 개고기는 암 환자에게 좋은 식품인가?

암 환자가 수술이나 방사선치료, 항암제 치료 후 쇠진한 몸을 보충하기 위해 보신탕이 좋다는 말들이 있다. 암 치료로 인해 지친 체력을 빨리 회복시키기 위해서는 어떤 특정한 식품보다는 영양이 골고루 섭취될 수 있는 식품의 다양성이 훨씬 중요하다 하겠다.

즉, 화식이나 생식 비율을 1:1 정도로 하고 단백질도 동물성, 식물성 비율을 1:1로 하여 각종 비타민과 미네랄이 풍부한 야채와 잡곡류를 골고루 섭취할 때 체력 보강이 훨씬 빠르다.

지방섭취는 가급적 피하는 것이 좋으며, 바다 생선류와 식물성 불포화지방산이 유익하므로 튀김오일이나 동물성 기름은 피하는 것이 좋다.

▣ 장어, 잉어 메기 등 민물고기는 암 환자에게 좋은가?

민물 생선에는 포화지방산이 많아 고열량 식품으로 체력이 약한 노약자나 출산한 산모에게는 도움이 될 수 있다. 그러나 암세포 증식을 촉진시키므로 암 환자에게는 절대 삼가 해야 할 식품이다.

항간에는 암 치료 의사들이 항암제나 방사선 치료 전에 환자들에게 이런 식품을 권장하는 경우들이 있다고 한다. 이유는 고열량 식품으로 암세포를 잔뜩 키워 놓은 후 항암제나 방사선 투여로 대량 괴사시키겠다는 의도인데 이 생각은 절대 잘못된 생각이다.

암세포증식 및 분열 시간은 섭취 열량과 영양분에 의해 그리 크게 영향 받지 않기 때문이다. 이런 이론이라면 몸이 바짝 마른 체격은 절대 암이 생기거나 빨리 진행되지 말아야 할 텐데 실제는 그렇지가 않다.

▣ 설탕과 소금은 암 환자에게 어떤가?

암 환자에게 좋은 탄수화물은 잡곡류, 감자등과 같은 다당류 탄수화물이다.

단당류 계통의 탄수화물(예: 설탕, 과당, 꿀, 유당 등)을 다량 섭취하면 분해되어질 기회도 없이 암세포 증식에 곧바로 이용되어 지기 때문에 단당류계통의 탄수화물은 피하는 것이 좋다.

또한 소금은 다른 미네랄과 달리 인체 생리 활동에 매우 중요한 역할을 수행하는 물질이다. 하지만 과잉 소금섭취는 암세포 증식과 분열을 촉진시키는 역할을 하므로 암환자의 경우 평상시 곡류나 야채 등에 들어있는 정도만 섭취하여도 충분하기 때문에 소금을 별도로 복용 하거나 음식을 너무 짜게 먹는 것이 안 좋다고 전문가들은 말하고 있다.

▣ 요쿠르트는 암환자에게 좋은 식품인가?

청정 우유를 발효시킨 요쿠르트는 암 환자들에게 선진국에서는 가장 추천하는 식품이다. 그러나 시중에 유통되는 마시는 요쿠르트는 유럽이나 선진국에서 추천하는 그런 식품이 아니다. 살아있는 유산균을 대량으로 섭취할 수 있는 떠 먹는 요구르트를 의미하며 당분이나 향 및 건조과일을 첨가 시킨 맛있는 요쿠르트가 아닌 유산균에 의한 신맛이 듬뿍 나는 천연 요쿠르트가(D 형 유산이 많이 포함된) 암 환자들에게 좋은 식품으로 알려져 있다.

▣ 청국장과 된장은 암 환자에게 좋은 식품인가?

콩을 발효시킨 식품으로 식물성 단백질이 풍부하게 함유된 식품이다. 이 식품들로 암이 치료되는 것은 아니지만 암 환자에게 영양을 공급하는 측면에서 매우 우수한 식품이다.

문제는 너무 짜서 염분 섭취량이 너무 많기 때문에 싱겁게 만들어 섭취하는 것이 바람직하다.

▣ 녹용은 암 환자에게 좋은가?

녹용은 인체 세포생리를 촉진시켜 기력을 보강시키는 약재로 노약자나 체력이 약한 사람들에게 많이 활용된다.

문제는 녹용을 복용하면 암세포 생리활동이 강화되어 암세포증식이 활발해지는 경향이 있다고 한다.

따라서 암 환자의 체력을 보강하기 위해 한약재들을 많이 복용하는데 그 중 녹용은 암 환자들이 피해야 할 약재 중 하나이다.

▣ 커피 관장은 암 환자들에게 유익한가?

본래 커피관장은 일명 거슨 요법에서 유래된 방식이다. 거슨 요법의 내용은 하루에 203번 피마자유를 복용 시켜 설사를 유도해 장을 깨끗이 비운 후 커피 관장으로 다시 깨끗이 비운 후 고농도의 칼륨,

간 추출액, 갑상선 추출액, 요오드, 비타민B12, 아시돌 펩신 등을 투여시켜 암세포에 영양 공급을 차단시켜 성장하지 못하도록 하는 방법인데 장을 수시로 커피관장을 시켜 깨끗이 비우면 커피 속 카페인이 다량 흡수되어 기분은 맑아지나 궁극적으로 장 기능이 회복 되지 못해 영양공급부족상태가 초래되어 질 수 있다.

따라서 커피관장은 1달에 1~2회 정도 실시하고 관장 후 유익한 미생물 성장에 도움이 되는 영양공급이 선택적으로 시행되어져야 암환자 면역 상태가 좋아질 수 있다.

■ 암 발생과 영양관계, 왜 중요한가?

암 치료를 함에 있어서 암 환자에게 맞는 영양요법과 면역요법을 병용 시키지 않는다면 암 치료(수술, 방사선, 항암제 치료)는 아무런 치료 의미가 없다 (Prof. Dr. med. Zabel, Berchtesgadener Zabel-Klinik, Germany)고 한다.

암환자의 영양치료는 의사가 환자의 질병종류 및 상태에 따라 치료약과 치료 방식을 달리하는 것 처럼 암 환자 영양치료 또한 선택된 종류와 방식을 통해서 만이 그 효과를 발휘 할 수 있다고 한다. (Prof. Liselotte kretschmer- dehnhardt, Die Ernaehrung bei Krebs und Krebsgefaehrdung, 1993)

미국 National Research Council 연구기관에서도 이미 1982년부터 유방암, 자궁암, 결장암, 직장암, 전립선암, 위암, 간암 등은 식생활이 서구화 되어짐에 따라 많이 발생되는 암으로 정의를 내리고 있다. 또한 이곳 전문연구기관에 따르면 식생활과 암 발생은 최고 60%까지 차지할 정도로 영양과 암 발생은 밀접한 관계를 가지고 있다고 한다.

즉, 암을 예방하거나 암 환자의 암 진행 과정을 억제 시키려면 그에 따른 영양요법이 매우 중요함을 의미한다.

■ 단백질 섭취 어떤 것들이 암 환자에게 중요한가?

인체를 구성하는 세포들이 하루에만도 수억 만개의 세포들이 죽어 나가고 새로 만들어 지는데 단백질의 공급 없이는 불가능한 일이다. 단백질이 많이 포함된 식품으로는 우유, 치즈, 계란, 콩, 효모, 밀 눈, 고기, 생선 들을 꼽을 수 있고 매우 적은 양이 곡물, 야채, 과일, 감자 등에 들어 있다.

암 환자들에게 단백질이 많이 포함된 식품 섭취량은 60kg 체중일 때 1일 섭취량은 약 0.5kg 정도이다. 또한 섭취방식은 동물성 식품과 식물성 식품의 비율이 1:2 정도가 좋다고 한다.

많은 환자들의 암 치료 후 사후 관리 때 일체의 육류를 회피하고 잡곡밥에 야채, 된장 정도의 단백질 공급이 정상인보다도 더 중요한 의미를 갖기 때문에 어떤 종류의 단백질을 섭취하면 좋을지 반드시 전문 영양치료사와 상의하는 것이 중요하다.

▣ 쑥 뜸은 암 환자에게 유익한가?

오래 부터 쑥은 민간요법으로 많이 활용되어 온 약재이다.

쑥은 우리가 봄철에 뜯어 떡을 해 먹는 참쑥이나 율무쑥등이 있고, 모깃불을 피우는 약쑥, 땡쑥 들이 있으며, 약재로 많이 쓰는 인진쑥 등이 있다. 대부분의 성분들은 에테르성 방향 오일, 떫은 맛을 내는 성분들이 주요 약리 성분들이라 하겠다.

약리효과로 쑥즙은 위산과 담즙산분비를 촉진시키고 간에서 답즙 생성을 활성 시킨다. 암 치료에 쑥이 효과적이라고 밝혀진 것은 없고, 쑥으로 뜸을 뜨면 에테르성 방향오일성분이 발산되어 혈액과 조직을 파고 들어 인체 장기기능을 활성화 시켜준다고 한다. 따라서 암 환자가 쑥뜸을 뜨는 것은 직접적 치료 목적 보다는 전체적인 몸의 활성 효과를 기대할 수 있을 것이다.

최근 유럽에는 암 환자관리에 쑥 보다 더 다양한 약재들로(예: 베어무트, 몰약, 유향, 쥬니퍼 등등) 뜸을 떠 다양한 증상 및 치료 관리에 활용하고 있다.

▣ 가시오가피는 암 환자에게 좋은가?

일명 타이가 뿌리라 칭하는 이 약재는 동북아시아, 소련 카바로프스크 지역과 아무르, 프리모르스커 지역에 많이 자생한다.

주요 약리성분으로는 트리테르텐사포닌, 엘로테로사이드, 리간넨과 같은 다양한 성분들이 있다.

지금까지의 약리학적 기능들이 밝혀진 것은 혈압을 정상화 시키고 일의 능력을 향상시키며 비특이적 면역력을 강화시켜 나이든 노약자들에게 추천될 만한 것이지만 강력한 항암 효과나 암 재발 방지 효과는 밝혀진 바 없다.

■ 해산물은 암 환자에게 좋은가?

미역, 다시마, 김, 파래, 청태 등은 인체 내 독소 물질들을 신속히 배출시키며 위와 장 기능을 강화시켜주고 다양한 필수 미네랄 성분들을 공급시켜 생리활동을 튼튼하게 해 준다.

또한 열량이 높지 않아 선진국에서는 암 환자들에게 매우 추천되는 식품들이다.

3부

암 환자를 위한
전문 정보 센터의 중요성

(독일 국립 암정보센타 소개)

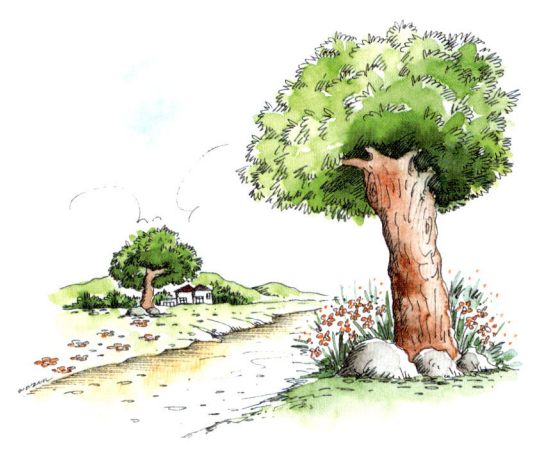

1. 현재 암질병현황

암은 오늘날 사망원인 제 1위로 타 질병에 비해 압도적이다.

암은 전반적으로 볼 때 인간수명연장과 관련되어 있지만 끊임없는 산업화, 스트레스 연속생활, 가공식품 편중도가 높아지고 나날이 심각해지는 환경오염으로 자연생태계, 오존층이 파괴되면서 더욱 심각해지고 있다. 인제 인구 4명당 1명이 암에 걸리고 암에 걸린 환자 85% 이상이 5년 이상 생존하기 힘들 다는 것이 세계 암전문학회 통계보고다.

암 질병은 타질병과 달리 그 발생과정이 매우 복합적이고 오늘까지도 그 원인을 정확히 규명해내지 못하고 있어 암진단 검사, 암치료제, 암치료 기술이 끊임없이 발달되고 있으나 암 환자는 계속 늘어만 가고 있다.

현재 독일의 경우 매년 30만명씩, 미국의 경우 90만명씩, 일본의 경우 30만명씩, 암 환자들이 새로 생겨나고 한국의 경우도 매년 거의 13만명씩 암환자가 생겨나고 있다. 이제 암 질병은 남의 얘기가 아니고 우리모두에게 소리없이 다가오고 있는 것이다.

2. 암정보센타 왜 필요한가.

최근 들어 거의 매일같이 신문, 방송, 잡지 등을 통해 암 질병에 관한 심각한 기사들이 전해지고 있다.

암 환자가 많이 늘어남에 따라 국민들의 관심 또한 커지고 있다. 암은 유독 다른 질병과는 달리 공포와 두려움, 그리고 치료할 수 없는 죽음의 병으로만 생각하고, 암은 죽음의 씨앗으로 믿고 혹시 옮지나 않을까 의심하는 것이 1950년대나 지금이나 크게 달라지지 않고 있다. 아직도 암이면 서로 입을 막고 감추려 하고, 때로는 환자가 암인지도 모른 채 병원에서 엄청난 항암제, 방사선 치료를 받는 등 환자의 인격, 인간의 윤리성이 외면 되어진 채 가정에서 사회에서 도외시되어 버리고 고통 받으며 죽어가고 있는 실정이다.

 과연 암은 치료되어 질 수 없는 영원한 타부인가?

최근 들어 120여가지가 넘는 암에 대한 정체들이 속속 밝혀지면서 얼마 전까지만 해도 손도 쓸 수 없었던 환자들도 상당한 치료효과를 가져오고 있으며 경우에 따라서는 100% 완치시키고 있는 실정이다.

이제부터라도 환자들은 암에 대해 알아야 한다. 암 치료는 다른 질병 치료와 달리 매우 힘들고 복잡한 치료가 뒤따르며 또한 우리 생활양식 모든 분야와 연관되어져 있으므로 의사 혼자만의 치료, 즉 실험실 동물실험 같은 치료보다는 환자, 환자가족 공동으로 치료에 참여하는 자세가 절실히 요구되어진다.

환자가 암에 관한 많은 정보를 수집해 적극적인 자세로 치료에 임할 경우 환자의 치료효과가 비교할 수 없을 만큼 매우 호전적이라는 사실은 이미 충분한 학문적 실험 데이타들이 입증해주고 있다.

암 치료는 다른 일반질병처럼 모든 병원에서 할 수 없고 암 치료 전문병원에서만 가능 한다. 또한 암검사방법, 암치료제, 암 치료방법 등도 암 종류 마다 암 환자마다 제각기 다르게 실시되고 그것이 날로 다양해지고 복잡하고 어려운 점 때문에 환자들이 쉽게 이해하기 힘들다. 그리고 의사들이 암 치료하는데 사용하는 전문의학용어만도 15,000가지가 넘는다고 한다.

따라서 지금까지 많은 암 환자들이 암이라고 진단 내려지면 자신의 암 치료에 가장 좋은 방법을 통해 충분히 좋은 치료효과를 가져올 수 있음에도 불구하고, 이전에 모든 것을 포기 한 채 "먹고 싶었던 고기나 실컷 드시오"라는 식으로 환자는 물론, 가족들 모두가 자포자기해 불안과 공포, 고통으로 인해 가정, 사회 생활모두 부정적으로만 가득 차 있게 된다.

암 정보센타는 직접적으로 이러한 불안 속에 있는 수많은 암 환자, 환자 가족들에게 암에 관한 전문가의 내용들을 쉽게 해석해 그들의 이해할 수 있는 수준에 맞추어 암 정보를 제공해 스스로 암 치료에 적극적인 자세로 전환시켜주는 그리고 자신의 암 치료에 가장 이상적인 방향을 설정할 수 있는 능력을 키워주어 병원 전문가(암 치료) 조직과 환자 및 일반인 조직사이에 서로 상통할 수 있는 교량역할을 하고 더 나아가 암에 걸리기 이전에 국민 모두가 암을 예방할 수 있는 많은 분야의 정보를 제공한다.

3. 암 정보센타 어떤 일을 하는가?

암 정보센타는 이익단체가 아닌 공익 단체이다.
또한 암 정보센타는 암 치료병원이나 치료의사의 암 치료 행위를 대행하는 곳이 아니라 암에 관한 포괄적인 정보를 국민들에게 쉽게 전달함으로써 암 치료 효과를 높여 주고 궁극적으로 암을 퇴치 시켜 국민건강에 이바지할 수 있도록 교량역할을 추진하는 곳이다. 암 정보 센터가 하는 일은 크게 4가지로 분류된다.

첫째, 암을 사전에 예방한다.

암이 발생되는 원인들은 오늘날 우리 생활 방식과 깊은 관계가 있다. 따라서 암 발생요인, 음식물섭취, 흡연, 스트레스, 직장작업 환경 등 광범위한 분야에 정보를 제공함으로써 사전에 암을 예방할 수 있도록 한다. 또한 암 예방교육 프로그램을 운영해 초등학교에서 대학교에 이르기까지, 그리고 각 직장단체, 교회단체로 실시한다.

더 나아가 암 조기진단 검사프로그램을 국가보사부와 각 건강 보험회사들의 지원을 받아 피부암, 자궁암, 유방암, 대장암, 전립선암 등 초기에 발견하면 완치 시킬 수 있는 정책을 추진한다.

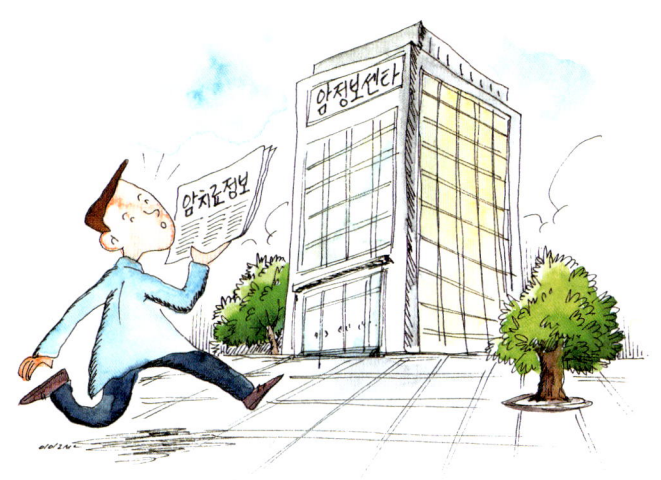

둘째, 암 치료연구를 활성화 시켜나간다.

　최근 들어 암 치료제 및 암 치료기술이 나날이 발전되고 있다. 암 정보센타는 국제정보시스템과 연결해 가장 최근의 암 치료 정보를 입수해 환자 그리고 병원에 제공함으로써 환자가 가장 이상적인 치료행위를 받을 수 있도록 도모한다. 또한 국내, 국제 암 세미나, 심포지움을 중재해 국내 암 치료제 개발 및 치료기술 향상에 기여한다.

셋째, 암 치료 질을 향상시킨다.

　수준 높은 암 치료는 환자에게 높은 치료효과를 가져온다. 이것은 암 치료제 하나하나에서부터 암 치료기, 암 검사기, 검사 및 치료기술에 이르기까지 높은 수준을 요구한다.

　암 정보센타는 각 분야에 두터운 전문인력을 양성 시킬 수 있는 교육프로그램을 국내 및 국제 암 전문치료병원들과 협조해 실시한다. 또한 암 정보센타는 암 치료에 관한 모든 데이터들을 정리 수록해 암 치료 방향개선, 새로운 치료제들이 만들어 질 수 있도록 한다.

넷째, 각 지역별로 환자위원회 제도를 추진한다.

암 정보센타는 암 정보에 관한 전반적인 교육을 받은 근무자를 각 지역에 두어 그 지역 암 환자들을 상담해 주고 또한 가정방문, 병원방문을 요구에 따라 시행하고 또한 환자들을 모아 그때그때 마다 필요한 분야별 세미나를 주최하며 환자들이 서로 경험을 교환하면서 필요한 정보를 습득할 수 있도록 한다.

이런 환자위원회 제도를 통해 많은 암 환자들이 함께 야유회, 공동 스포츠, 여가 활용할 수 있고 그를 통해 암이라는 심리적인 두려움, 불안감으로부터 빨리 벗어나 자신의 암과 싸울 수 있는 용기가 생겨 생명연장 및 암 치료 효과를 극대화 시켜 나간다.

독일 암정보 센타 정보 수집망

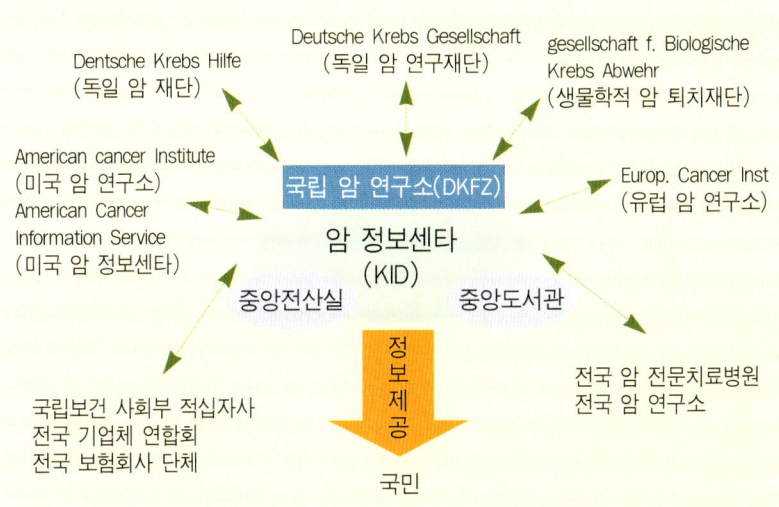

독일 암 정보센타 지금까지 전화상담만 7만 5천건 수행해냄.

45% 이상은 암 환자들이 직접, 40%가 암 환자 가족들이 전화함.

전화상담 2/3가 여성, 전체전화 7%가 의사, 연구소 연구원들.

상담 주제목은 2/3가 암 치료에 관한 것, 그 다음으로 치료 후 사후관리, 암 진단검사, 암에 걸릴 요인 및 재발에 관한 것.

암 중에 남자는 대장암, 전립선암, 폐암 순으로 문의가 많고 여자경우 45%이상이 유방암에 관한 문의.

가장 전화상담을 많이 하는 때는 1차 치료가 끝난 후 퇴원해서임.

닥터 씨- 생명과학회 안내

(Dr. C Life Science Research Center)

본 학회는 호서대학교 생의학연구소가 주관이 되어 사회 각계 각층의 전문가들과 환자를 치료하는 약사 및 의료전문의들로 구성된 연구와 교육중심 학회입니다.

본 학회는 15년간 독일 우수 연구센터에서 풍부한 연구경험을 쌓은 최옥병박사가 독일 등 선진유럽 국가들이 시행하고 있는 우수한 의학적, 제약적 건강관리 프로그램을 전문회원들에게 보급시키며, 또한 닥터 씨- 생명과학 연구센터를 통해 한국인의 체질과 질병치유에 도움이 될 수 있는 아이템을 연구·개발하여 암을 비롯한 다양한 성인질환에 효율적이고 체계적으로 대처해 나아 갈수 있는 프로그램을 개발하여 본 회의 전문 회원들에게 교육시키는 센터입니다.

전문 회원들에게는 본 학회만의 특화된 질병치유 및 건강관리전문 프로그램들이 정기적으로 교육되어지고 매년 한·독 공동 치유프로그램 및 학술세미나가 개최되며, 일반 회원들에게는 공개 세미나 및 초청 강연회등이 지역별로 시행되어집니다

본 학회 회원가입 및 상세한 정보는 닥터 씨-생명과학회(TEL: 041-540-5971 또는 043-878-8330)로 문의 하시면 친절하게 안내해드립니다.

본 학회를 통해 효율적 질병관리 및 만성질환예방, 인간의 삶의 질

이 한층 더 향상 되어질 수 있도록 전문회원들이 함께 노력할 것이고 또한 올바른 건강문화가 정착되어 국민건강에 기여할 수 있도록 열심히 노력하겠습니다.

닥터 씨- 생명과학회　최 옥 병 교수

Reference (인용 문헌)

1. Abel, National Cancer Institute, Germany, Forschungs-Bericht 1995
1. Dr. Abel, National Cancer Institute, Germany & Hilke stamatiadis- smidt, Thema Krebs, Fragen & Antworten 1996
2. Abel, U., et al., Common infections in the history of Cancer patients and controls. J. Cancer Res clin Oncol. 1991
3. Abwehr, Jahres Zeitschrift Gesellschaft fuer Biologische Krebs, Germany,1996,
4. Beuth, J., Komplementare Medizin bei Krebspatients, Forschung und Praxis 1996
5. Biesalski, H. K. : Cancer Nutrients, Muench Med Wschr, 1996.
6. Biesalski, DKFZ, Germany, Vitamine in der praevention von Krebserkran-Kungen, Muench. Med Wschr 1996.
7. Bitsch, R., Boehm, V., Vitamine und Mineralstoffe in der praevention und Therapie von Krebs. J. Oncologie, 1995
8. Block, G. : The Data Support a Role for Antioxidants in Reducing Cancer Risk, Nutrients Reviews, 1992.
9. Blot, W.J. : Nutrients Intervention Trial in Linxian, J Nat Cancer Inst, 1993.
10. Chandra, R.K., Nutrition and Immunoregulation Significance for Host Resistence Tumors and Infectious Diseases in Humans and Rodents. J. Nutrition 1992
11. Daunderer, Klinische Umwelttoxikologie fuer die Praxis 1990.

12. Deutsche Krebs Hilfe e.v/ Germany, Jahres Bericht 1995- 2000
13. Dentsche Krebs Forschungs Zentrum/ Germany, Tagungs Bericht 1996-1999
14. Daunderer , Max-Plank-Institute, Germany, Gift im Alltag,1995
15. Doll, R., Peto, R. : The causes of cancer ; quantitative estimates of avoidable risk of cancer in the USA. J Natl Cancer Inst, 1991.
16. Grenz, M. : Ernaehrung und Krebs, Erfahrungsheilkunde, 1994.
17. Hager, E. D. : Die bedeutung von freien Radikalen, 1998.
18. Hager, E. D., The Prognostic Relevance of Immune Parameters, 1996
19. Hager E. D, Bio-Med Klinik, Germany, Komplementare Onkologie Buch 1996.
20. Hager, E. Rezidiv und Metastasis von Cancer-Immunologie, 1996.
21. Heckel, M., Ganzkoerper-Hyperthermie und Fiebertherapie, Hippokrates Verlag, Stuttgart 1990
22. Holleb, American Cancer Society & Dr. Abel Deutsche Krebs Forschungs Zentrum Germany, Jahres Tagungsbericht 1996.
23. Holleb, Arthur, I. : Cancer Book of American Cancer Society, 1990.
24. John Tilden, Clinic of University Muenchen, Prof. Dr . Halima Neumann, Das Azidose Buch, Stop der Uebersauerung 5, 1995
25. Klaschka, F. : Neue Perspektiven in der Tumor-Therapy, Forum Medizin Verlag, Graefelfing, 1996.
26. Klaschka, F., Neue Perspektiven in der Tumortherapie, Forum Medizin 1996
27. Kunze, R., Schoellmann, C., Orthomolekulare Medizin und Immunsystem,

Forum Medizin Verlag, Graefelfing 1995

28. Neumayer / Halbig, Das Krebs-handbuch, 1995
29. Neumayer, DKFZ, Germany, Ich lebe noch, Wie es wirkt, 1994
30. Prof. Liselotte kretschmer- dehnhardt, Die Ernaehrung bei Krebs und Krebs-gefaehrdung, 1993.
31. Poli, G., et al., Free Radicals, From Basic Science to Medicine, Birkhauser Verlag Basel 1993
32. Renner, K., Canzler, H. : Nutrients and Cancer, 1990.
33. Savino, W., Dardenne, M. : Immune-Neuro-Endocrine interactions, Immunol Today, 1995.
34. Schaeffer, A. : Spezifische und unspezifische Abwehrmechanismen, Forum Immunologie, 1995
35. Schulenburg, J. M., Uber, A. : The cost of cancer to society, The Medicine Group USA, Yardley, 1995.
36. Spiegel, D., Bloom, J.R., Effect of psychosocial treatment on survival of patients with metastatic breast cancer, Lancet 1989
37. Waldron, K., Dr. Renner & Dr. Kanzler : Food and Cancer Prevention, The Royal Society of Chemistry, Letchworth, 1996.
38. Wrba, H., Grundlagen, Moeglichkeiten und Grenzen adjuvante Methoden, Hippokrates Verlag, Stuttgart 1995
39. Prof. Dr. Med Zabel, Berchtesgadener Zabel- Klinik, Germany, Klinik Bericht 1998.
40. Ziegler, R.G. : Vegetables, Fruits and carotinoids and Cancer, Ed. A. Bendich. marcel Dekker Inc., New York, 1991.

❖ 잘못된 책은 바꾸어 드립니다.
❖ 이 책에 대한 판권과 모든 저작권은 저자와의 계약에 따라
　모두 건강신문사 측에 있습니다.
　허가 없는 무단 인용 및 복제를 금하며 인지는 협의에 의해
　생략합니다.

건강한 사람·행복한 사회를 위한 건강신문 건강신서 ⑨

독일 국립 암센터 연구경험을 토대로 최옥병 박사가 제안하는
암을 이겨내는 지혜 & 암 정복 성공비결 10가지

2003년 1월 20일 발행
2003년 4월 15일 재판 발행
2003년 7월 15일 3쇄 발행

저　　자	최옥병
발 행 인	윤승천
발 행 처	건강신문사
등록번호	제8-00181호
주　　소	서울시 서대문구 홍은3동 400-1
전　　화	305-6077(대표)
팩　　스	305-1436
값	**12,000원**

ISBN 89-88314-91-3